U0320648

曾　莉　主编

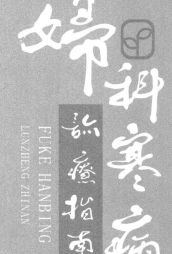

妇科寒病

临证指南

FUKE HANBING

LINZHENG ZHINAN

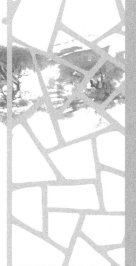

吉林大学出版社

·长春·

图书在版编目（CIP）数据

妇科寒病论症指南 / 曾莉主编. -- 长春：吉林大学出版社，2020.10
ISBN 978-7-5692-7504-9

Ⅰ．①妇… Ⅱ．①曾… Ⅲ．①妇科病－寒证－中医诊断学－指南②妇科病－寒证－中医治疗法－指南 Ⅳ．①R271.1-62

中国版本图书馆CIP数据核字(2020)第212442号

书　　名	妇科寒病论症指南
	FUKE HANBING LUNZHENG ZHINAN
作　　者	曾莉　主编
策划编辑	李承章
责任编辑	姜瑾秋
责任校对	曲楠
装帧设计	一鸣文化
出版发行	吉林大学出版社
社　　址	长春市人民大街4059号
邮政编码	130021
发行电话	0431-89580028/29/21
网　　址	http://www.jlup.com.cn
电子邮箱	jdcbs@jlu.edu.cn
印　　刷	广东虎彩云印刷有限公司
开　　本	880mm×1230mm　1/32
印　　张	6
字　　数	145千字
版　　次	2020年10月　第1版
印　　次	2020年10月　第1次
书　　号	ISBN 978-7-5692-7504-9
定　　价	55.00元

编 委 会

序

　　在中华民族悠久的历史长河中，中医药为人们的身心健康和中华民族的繁衍做出了不可磨灭的贡献。毛泽东指出："中国医药学是一个伟大的宝库，应当努力发掘加以提高。"中医药是中国独特的医学，近年来其发展取得了喜人的成绩，让人倍受鼓舞。

　　寒病与妇科关系密切，民间有"十女九寒"之说，妇科经、带、孕、胎、产和杂诸病均可与寒病有关。凡因外寒侵袭人体，或人体脏腑功能失调，导致阳气受损，表现出脏腑功能衰退，经脉挛缩不通、疼痛，病理产物澄澈清冷的病证，通称为"寒病"。寒病是妇科常见病、多发病，所以有必要为寒邪所致的一系列妇科疾病制订一套诊治规范。本书总论阐述了寒病的源流、病因病机及诊断，各论列举了妇科常见疾病，如月经病、妊娠病、带下病及不孕症等的中西医诊治标准。

　　该书主编曾莉教授带领的妇科学术团队，是一支具有坚实中医基础理论和较高妇科专业学术水平，勇于开拓创新的团队，由他们编撰此书，无论在道德要求方面还是学术价值方面，均可信赖。

　　读初稿后，不出所料，全书纲举目张，源流清晰，内容丰硕，术语准确，规范严谨，病类翔实，选方适宜，实乃集妇科寒病之大成，且继承中有创新，发扬中有准绳，完成此书实属不易，感人至深。

　　本书是一本继承与发扬并进的妇科学术著作，希望本书的出版能为妇科病证的论治做出贡献。

国家级名老中医、主任医师、教授何成瑶

2015 年 6 月

前 言

古人在长期的生活实践中发现，伴随着季节更迭会有规律地出现相应的气候变化，这种随着季节变更而有规律出现的气候有六种，即"六气"。六气在一般情况下有益于天地万物的生长变化，所谓"夫春温夏热秋凉冬寒者，四时之正气也，以成生长收藏之用"（《古今医统大全》）。但当气候的变化超过了人体的适应能力，或人体的正气不足，抵抗力下降，不能适应气候变化时，六气则成为导致疾病的因素。正如《黄帝内经·素问·至真要大论》云："夫百病之生也，皆生于风寒暑湿燥火，以之化之变也。"《金匮要略》云："人禀五常，因风气而生长，风气虽能生万物，亦能害万物，如水能浮舟，亦能覆舟。"这里所说的"风气"，便是指自然界正常的气候，包括风、寒、暑、湿、燥和火。如果寒气过重，持续作用于人体的时间过长，超过了人的抵抗能力，便会伤人、害人。伤害人体的寒气，在中医学中称为"寒邪""寒淫"。凡因外寒侵袭人体，或人体脏腑功能失调，导致阳气不足，表现出脏腑功能衰退，经脉挛缩不通、疼痛，病理产物澄澈清冷的病证，统称为"寒病"。

"诸病从寒起""百病之急，无急于伤寒"，中医历来重视寒病。民间又有"十女九寒"之说，寒病与妇科关系密切。妇人经、带、胎、产和杂诸病皆可由寒所致。本书的编写目的在于梳理妇科寒病相关内容，为医疗从业人员提供参考。

　　本书前言由曾莉、刘小古执笔；总论第一章、第二章由刘小古执笔，第三章、第四章、第五章及第六章由程力执笔，第七章由罗宵、覃莎娜执笔；各论第一章由曾莉、胡成凤执笔，第二章由刘璇、张向华执笔，第三章由游方、熊薇执笔，第四章由曹俊岩执笔，第五章由罗德毅、张丽和顾春松执笔。

　　在此次编写工作中，所有参与编写的人员均认真查阅了相关文献，并总结了科室及名老中医经验，以严谨、一丝不苟的态度编写了每一章节，并进行了反复校对。此书的完成还要特别感谢协助查阅文献资料的易化亚、周协呈等研究生。

　　限于编者的学识水平和精力有限，未能全部撷英咀华，故书中难免有错误及不足之处，还请各位读者批评指正，不胜感激。

曾　莉　刘小古

2020 年 8 月

目　录

总　论

各　论

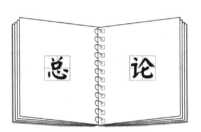

第一章　妇科寒病概述

第一节　寒病的概念

凡因外寒侵袭人体，或人体脏腑功能失调，导致阳气受损，表现出脏腑功能衰退，经脉挛缩不通、疼痛，病理产物澄澈清冷的病证，通称为寒病。

寒邪致病，有外寒、内寒之分。外寒指外界寒冷之气，由外而入，因其所伤的部位不同又有伤寒、中寒之分。寒邪侵袭肌表，损伤卫阳者，为"伤寒"；寒邪之中脏腑，损伤脏腑阳气者，为"中寒"。内寒是机体阳气亏虚，寒自内生所致。外寒与内寒，虽有区别，但又相互联系、相互影响。阳虚之人，易感外寒，而外寒侵入人体，日久又常伤人体阳气，引发内寒。无论外寒、内寒，其基本病机为阳气受损，温煦气化失司。

第二节　妇科寒病的源流

一、战国至秦汉时期——寒病理论奠基

《黄帝内经》从天人相应、阴阳五行、五运六气、藏象学说等多个方面对寒气、寒邪的产生，寒证的病因病机、致病特点、临床表现、治则等方面进行了阐述，为寒病的发展奠定了理论基础。

此时期处于小冰川时期，气候严寒，故重视寒邪致病。针对寒病的病因，《黄帝内经》认为，阳气不足则生内寒。《黄帝内经·素问·逆调论》曰："帝曰：人身非衣寒也，中非有寒气也，寒从中生者何？岐伯曰：是人多痹气也，阳气少，阴气多，故身寒如从水中出。"外感寒邪也可致病，寒气太过则为寒邪。《黄帝内经·素问·至真要大论》云："夫百病之生也，皆生于风寒暑湿燥火，以之化之变也。"

在妇科寒病病理方面，《黄帝内经》也有记载。其从天人相应的角度提出气候严寒可导致月经不畅，如《黄帝内经·素问·离合真邪论》言："天地温和，则经水安静。天寒地冻，则经水凝泣。"

肠覃大致相当于现代医学的浆膜下子宫肌瘤、阔韧带肌瘤、卵巢囊肿、盆腔炎性包块，而石瘕与现代医学先天性无阴道、处女膜闭锁类似。《黄帝内经》认为两者皆为寒气所致。如《黄帝内经·灵枢·水胀》曰："肠覃……寒气客于肠外，与卫气相搏，气不得荣，因有所系，癖而内着，恶气乃起，瘜肉乃生。其始生也，大如鸡卵，稍以益大，至其成，如怀子之状，久者离岁，按之则移，月事以时下，此其候也……石瘕生于胞中，寒气客于子门，子门闭塞，气不得通，恶血当泻不泻，衃以留止，日以益大，状如怀子，月事不以时下，皆生于女子，可导而下。"

《黄帝内经》认为诸痛证多为寒邪为之，虽未单列妇科痛证一门，但《黄帝内经·素问·举痛论》亦为寒邪所致妇科痛证的病理提供了依据。比如，《黄帝内经·素问·举痛论》曰："帝曰：愿闻人之五藏卒痛，何气使然？岐伯对曰：经脉流行不止，环周不休，寒气入经而稽迟，泣而不行，客于脉外则血少，客于脉中则气不通，故卒然而痛。"又如，《黄帝内经·素问·痹论》曰："痛者，寒气多也，有寒故痛也。"

寒邪侵袭人体，则伤人体之阳气，《黄帝内经》针对寒证提出了"寒者热之""清者温之""治寒以热"等治则。《黄帝内经·素问·脉要精微论》载："帝曰：诸痛肿筋挛骨痛，此皆安生？岐伯曰：此寒气之肿，八风之变也。帝曰：治之奈何？岐伯曰：此四时之病，以其胜治之，愈也。"并提出了"寒淫于内，治以甘热，佐以苦辛，以咸泻之，以辛润之，以苦坚之"（《黄帝内经·素问·至真要大论》）的治疗大法。

东汉张仲景所著之《伤寒杂病论》一书，是中医学历史上第一部理、法、方、药完善的临床专著。其杂病部分经后世王叔和整理及宋代林亿、孙奇等校定，即为现行本之《金匮要略》。

《金匮要略》共25篇，专门设"妇人病"3篇，内容涉及妊娠病、产后病、月经病、带下病及妇人杂病。其中对月经病、产后病、带下病均有寒邪致病的论述，治以温法。比如，认为"妇人年五十所，病下利（下血）数十日不止"为冲任虚寒夹瘀，治以温经散寒，养血行瘀，调补冲任之温经汤；以补虚养血、散寒止痛之当归生姜羊肉汤治疗血虚里寒所致的"产后腹中痛"。此外，张仲景还创妇科外治之法，以"蛇床子散方，温阴中坐药"治疗阳虚寒湿浸淫胞宫、阴户所致的带下清稀色白，或阴痒，或阴中掣痛、少腹冷痛，或腰骶重坠等症。

二、隋唐时期——继承前贤妇科寒病理论

《诸病源候论》由隋代巢元方奉敕主持编纂，成书于隋大业六年（610年），是我国现存最早的论述临床各科诸病证候及其病因病机的专书。全书共50卷，按病因证候分为67门，共载列专论 1730 候。第 37 至 44 卷专论妇产科证候，涉及经、带、胎、产、乳诸病，凡 283 论。在妇科病因病机方面特别强调风冷致病，认为妇女在劳伤过度、气血不足的基础上易感受风冷之邪，损伤冲任、胞宫、胞络、心、小肠而致病。其对于寒邪所致妇科诸候的描述散见于"带下候""子脏冷无子候"等论。如《诸病源候论·妇人杂病诸候·风虚劳冷候》曰："风虚劳冷者，是人体虚劳，而受于冷也……若劳伤血气，便致虚损，则风冷乘虚而干之，或客于经络，或入于腹内。其经络得风冷，则气血冷涩，不能自温于肌肤也……若风冷入于子脏，则令脏冷，致使无儿；若搏于血，则血涩壅，亦令经水不利，断绝不通。"

　　唐代著名医药学家孙思邈著《千金要方》30 卷与《千金翼方》30 卷，《千金要方》在序列之后首列妇人篇 3 卷，《千金翼方》列妇人篇 4 卷，此 7 卷对求子、胎前、产后、月经不调、带下等病，作了较系统的描述。孙思邈在治疗女子不孕方面强调散寒逐瘀。如治疗"有冷血，不受胎"先服朴硝荡胞汤以温经散寒，活血祛瘀，出现"心下积血及冷赤脓如小豆汁"，如"恐去冷恶物出不尽，以导药下之"，进一步散寒逐瘀，"必下青黄冷汁，汁尽止即可幸御，自有子"，在散寒逐瘀之后再予温养气血，"经一日外，服紫石门冬丸"。整个治疗过程先祛邪后扶正，所列朴硝荡胞汤、坐导药方、紫石门冬丸皆为温经祛瘀，温养气血之品。此外孙思邈还善用灸法，祛除寒邪以治妇人绝嗣不生，常用穴位有胞门（关元左边 2 寸[①]）、子户（关元右边 2

---

　　①寸，中医学中常用的计量单位。为尊重传统，在本书中不作换算，本书中的"两"亦作此处理。

寸）、气门（关元旁 3 寸）及泉门（位于横骨当阴上际），多用至 50～100 壮，药灸并用，温散寒邪，温养气血。

唐代王焘所著《外台秘要》是一部大型的综合性方书，汇集了秦汉、两晋、南北朝及隋唐时期的 70 位医家的医方、医术、医籍，涉及中唐以前中医药基础理论、本草理论、临床理论、医政、医事，以及内、外、妇、儿、五官、针灸、美容、本草等多方面的内容。书中列妇人方 2 卷，85 门 480 余方，多继承了《千金要方》与《千金翼方》之法，在治疗妇人无子方面也强调"子脏偏僻，冷结无子"，治疗上力求"令子宫暖"，载有《广济方》内灸丸方、《延年方》坐药方、《经心录》茱萸丸等外用温经散寒方。

三、宋金元时期——妇科寒病理论发展的高潮

宋代妇产科发展为独立专科，相继出现了一批妇产科专著，如《妇人大全良方》《女科百问》。一些综合性方书中，如《太平圣惠方》《圣济总录》《普济本事方》《济生方》也有专门论述妇产科的内容和方药。随着妇科学术的发展，妇科寒病的发展也进入了一个高潮，这一时期最具代表性的著作当属南宋陈自明的《妇人大全良方》。

南宋陈自明著《妇人大全良方》，共 24 卷，分 8 门。陈自明受《诸病源候论》影响颇深，对妇科病的病因强调劳伤气血，感受风冷为病最多，治疗重视温法。在"《妇人大全良方·调经门》中，三十论中有二十论，十四首方剂中有近十首属于温散、温化或温补的范围，其所以重视温化，在于他对病因多风冷的认识，也在于为保证奇经脉络的通畅有利于月经的按月排泄，所谓'温则行也'……且风冷、寒湿极易郁阻冲任而影响排泄，从而导致瘀血遏伏于内，久而结成癥瘕。所以用药偏温，最合机宜。"

刘完素主要以《黄帝内经》为学术基础，提出了"六气皆从火化"的观点，认为"风、寒、暑、湿、燥、火"六气都可以化生火热病邪，治病，尤其是治疗热性病的时候必须先明此理，才能处方用药。创方剂凉膈散、防风通圣散、天水散、双解散等，并提出"热病只能做热治，不能做寒医的"论述。对于妇科疾病的病因病机，他认为多与火热、温热有关，发展了宋以前体虚感受风冷的学术观点，也从侧面推动了妇科寒病理论的发展。

金代李东垣倡导脾胃元气论。《脾胃论·脾胃虚实传变论》中说："若胃气之本弱，饮食自倍，则脾胃之气既伤，而元气亦不能充，而诸病之所由生也。""脾胃既虚，不能升浮，为阴火伤其生发之气""故当加辛温、甘温之剂生阳，阳生则阴长"，故立方立足于甘温之品温补脾胃，风药升脾胃之阳，宗《黄帝内经》劳者温之、损者益之之旨，用芪、参、术、草等甘温以补中，根据"陷者举之"的原则，用升麻、柴胡等升阳之药以升发脾阳之气，从而创立了"甘温除大热"的理论。李东垣对妇人病的独特见解和丰富经验，载于《兰室秘藏》一书。他倡导"阴火"致病的理论，认为由于气陷日久，阴火多寒化转为寒证，故临床所见带下病多已演变成虚损、虚寒，或为滑脱之证。虚损带下由崩中日久，脾阳下陷引起；虚寒带下由三焦阳气俱虚所致；带下滑脱由脾之阳气陷于下焦，导致子宫寒湿。崩漏和带下病，总以脾胃虚损，中气下陷，相火湿热迫血（或带下）妄行为主要病机。

四、明清时期——寒病理论走向成熟

明代医家针对当时过用苦寒的时弊，"阳常不足，阴常有余"和"气不足便是寒"的论点,强调阳气的重要性,阳为阴之主。明代孙一奎阐发命门相火论,强调命门的重要性,认为"命门是两肾间的原气,亦即动气,属坎中之阳,非水非火,命门动气为生生不息之根,人之呼吸根于此原气"。张景岳在其《景岳全书》中提出"阳非有余,阴常不足"的学说,在治疗妇科疾病方面提倡补养脾肾,填补命门。如他在《景岳全书·妇人规》中所说:"调经种子之法,亦惟以填补命门,顾惜阳气为之主。"虽然强调阳气的重要性,但张景岳将命门之水火并论,在重视阳气的基础上,更加重视阴阳的平衡,认为"善补阳者,必于阴中求阳,则阳得阴助而生化无穷;善补阴者,必于阳中求阴,则阴得阳升,而泉源不竭"。

清代中后期叶天士、吴鞠通、王孟英等温病大家的出现,使温病学说趋于成熟,温病始脱却伤寒,自成一家。更多医家认识到一味温补对人体阴气的损害,在温补的同时开始重视阴液的保护,寒病理论走向成熟。

第三节　寒病的特点

寒邪属阴,易伤阳气,寒邪侵袭肌表则会闭郁腠理,阻遏卫阳,出现恶寒、发热、无汗等症状,故《黄帝内经·灵枢·岁露论》曰:"寒则皮肤急而腠理闭",《黄帝内经·素问·热论》曰:"人之伤于寒也,则为病热"。

寒性凝滞,易使气血津液凝滞不畅,其典型的表现常常是疼痛。正如《黄帝内经·素问·痹论》所说:"痛者,寒气多也,有寒故痛也。"《黄帝内经·素问·举痛论》列举的14种痛中大多数与寒邪有关。人体气血津液的畅行不息全靠阳气的推动,阴寒之邪侵袭之后，一方面，阳气受损，推动无力；另一方面，寒邪凝滞气血，造成不通则痛，这种情况如果使气血凝滞过久，还有可能会"成积"。如《黄帝内经·素问·举痛论》曰："寒气客于小肠膜原之间，络血之中，血泣不得注于大经，血气稽留不得行，故宿昔而成积矣。"寒邪如果使阳气不能正常地输布水液，则有可能会使水液停聚在局部，形成水肿，故《黄帝内经·素问·阴阳应象大论》曰"寒胜则浮"。

寒主收引。收引，有"收缩牵引"之意。《黄帝内经·素问·举痛论》曰："寒则腠理闭，气不行，故气收矣。"寒邪侵袭人体，可使气机收敛，腠理、经络、筋脉收缩而挛急。如《黄帝内经·素问·举痛论》所说："寒气客于脉外则脉寒，脉寒则缩踡，缩踡则脉细急，细急则外引小络，故卒然而痛。"

第四节　妇科寒病的范畴

就妇科而言，经、带、胎、产、杂诸病均可与寒病有关。如寒伤阳，导致冲任胞宫失煦而致诸疾。冲任胞宫失于温养，遂致痛经；脏腑失煦，气血化源不足，血海不能如期满盈，致月经过少；阳不制阴，寒湿内盛，伤及任带，引起带下过多；孕期阳虚阴盛，生化不足，胎失温煦，致胎萎不长等。

第二章　妇科寒病的病因病机

第一节　病　因

引起妇科寒病的病因大概可归为以下5类：

（1）感受寒邪：包括居住环境潮湿寒冷，经期冒雨涉水，哺乳期受寒，外出受寒等。

（2）饮食不节：过食生冷，阴寒内盛，凉遏冰伏，则重伐脾阳，或饮食不节等，导致脾胃健运失常，日久损伤脾胃之阳气，易致妇科寒证。

（3）劳累过度：劳累过度分为劳力过度、劳神过度和房劳多产。《黄帝内经·素问·举痛论》云"劳则耗气"，气属阳，气虚日久可发展为阳虚。中医认为房劳多产更易致虚寒证。《景岳全书·论虚损病源》云："色欲过度者，多成劳损。"清代陆以湉的《冷庐医话》亦云："凡育子者，最防其知识早开，天真耗竭……"说明房劳过度，特别是禀赋薄者及早婚者，常患虚损之证，易致阳气损伤或受寒邪侵袭伤阳，渐至命门火衰，日久形成虚寒证。

（4）情志太过：《景岳全书》云："怒本伤肝，而悲哀亦最伤肝阳。"《内经知要》注："恐则阳痿。"《景岳全书·杂证谟》中认为："凡男子阳痿不起，多由命门火衰。"可见情志太过，也可损伤阳气，导致寒证。

（5）虚寒体质：人体由于先天禀赋的不同、后天条件的差异，可以形成不同的体质。体质因素直接决定机体的抗病能力，是疾病产生的内在因素。不同体质类型的个体，对某些致病因素具有不同的易感性。在妇科疾病的发生中，素体阳虚者易出现月经后期、痛经、不孕症及带下病诸疾。

第二节 病 机

妇科疾病主要表现在经、带、胎、产和杂病方面，这与女性独特的生殖解剖及其具有经、带、胎、产的生理特点密切相关。五脏六腑、十二经脉的气血通过冲任督带脉、胞脉、胞络作用于胞宫，才使胞宫具有经、带、胎、产的生理功能。因此，妇科疾病的发生是受到前述病因的影响，直接或间接地导致脏腑功能失常、气血失调和冲任督带损伤。妇科疾病不同于内、外、儿科疾病之处，在于其最终必须累及或损伤到冲任督带脉、胞宫、胞脉、胞络才可发生。因此，脏腑功能失常、气血失调和冲任督带脉、胞宫、胞脉、胞络损伤是妇科疾病发生的主要病机。妇科寒病的主要病机亦是如此。妇科寒病病机的特征体现在以下3个方面。

一、脏腑功能低下

主要表现在肾阳、脾阳不足。

（1）肾阳虚，命门火衰，冲任失于温煦，下不能暖宫，胞宫虚寒，可致妊娠腹痛、产后腹痛、宫寒不孕、绝经前后诸证；肾阳虚，命门火衰，上不能暖土，水湿下注，发为经行浮肿、经行泄泻、子肿、子满；肾阳虚，气化失司，水液代谢失常，湿聚成痰，痰浊阻滞冲任、胞宫，可致月经后期、闭经、不孕；

肾阳虚，兴奋施泻功能减退，可出现性冷淡、闭经、无排卵性不孕症；肾阳虚，血失温运而迟滞成瘀，血瘀阻碍生机加重肾虚，而发生肾虚血瘀，导致子宫内膜异位症、多囊卵巢综合征等更为错综复杂的妇科病证。

（2）素体脾阳虚，或寒凉生冷，膏粱厚味损伤脾阳，脾阳不振，运化失司，水湿流溢下焦，湿聚成痰，痰湿壅滞冲任、胞宫，可出现月经过少、闭经、不孕、癥瘕、多囊卵巢综合征等；脾失健运，湿邪内生，损伤任、带脉，使其失于固约，可发生带下病。

二、气血运行不利

素体阳虚，或久病伤阳，阳虚阴盛，脏腑失于温养，或外感寒邪，过食寒凉，经期、产后冒雨涉水，寒湿伤及胞脉，血为寒湿所凝，冲任、胞宫气血运行不畅，可致月经后期、月经过少、痛经、闭经、经行身痛、产后身痛、妇人腹痛及阴疮等。

三、津液气化失常

素体阳虚，脾阳不振，运化失司，水湿内停，泛溢肌肤或水湿下注而发为经行浮肿、经行泄泻、子肿、子满；肾阳虚，气化失常，水湿下注任、带脉，使任脉不固，带脉失约，发为带下病；或命门火衰，不能温煦膀胱以化气行水，致妊娠小便不通、产后小便不通。

第三章　妇科寒病的诊断

四诊是妇科疾病诊断的中医诊法之一，即医生通过问、望、闻、切4种方法，分别从不同侧面了解病情和收集临床资料。而这4方面临床资料各有其临床意义。同时，由于病变部位、病种不尽相同，四诊重点也不同，因此辨证辨病时应四诊合参。

第一节　问　诊

问诊是医生通过询问，了解患者的主观感觉以及有关疾病发生、发展、治疗的情况，这是作出诊断不可缺少的第一步。可根据我国古代著名"十问歌"进行询问。"十问歌"始见于《景岳全书·传忠录·十问篇》："一问寒热二问汗，三问头身四问便，五问饮食六问胸，七聋八渴俱当辨，九因脉色察阴阳，十从气味章神见，见定虽然事不难，也须明哲毋招怨。"清代医家赵晴初在《存存斋医话稿续集》中也曾说："脉居四诊之末，望、闻、问贵焉。其中一'问'字，尤为辨证之要。"可见问诊在四诊中占有重要地位。

一、问年龄

在初诊时先要询问年龄，因为妇科疾病与年龄有密切关系。妇女在不同年龄阶段其生理状况有所不同。比如，青春期女子肾气初盛，天癸始至，冲任功能尚未稳定；中年妇女因经、孕、产、乳耗伤气血，使肝失所养，情志易伤；老年妇女肾气渐衰，冲任衰少，脾胃易虚。年龄差异所导致疾病也不同，如青春期女子易患月经失调；中年妇女易患带下、崩漏及胎产诸疾；老年妇女易患经断前后诸证，癥瘕亦相对高发等。

二、问主诉

了解患者最感痛苦的症状、体征及持续时间，这也是患者求诊的原因。如月经失常、发热、腹痛、带下异常、阴痒、腹部包块、阴疮、胎孕异常、不孕、经行不适、产后异常等，既可估计疾病的范围、类别和病情的轻重缓急，也是认识、分析和处理疾病的重要依据。因此，描述应重点突出、高度概括、简明扼要。

三、问现病史

围绕主症询问发病诱因、疾病发生发展过程以及检查、治疗情况和结果，目前自觉症状等。如主诉腹痛3日，需了解腹痛诱因，发生时间（月经前后、经期、月经中期或孕期产后时日），腹痛是突发性还是循序性，腹痛部位（妇科疾病之腹痛大多位于下腹），腹痛程度是剧痛还是隐痛，腹痛性质是绞痛还是刺痛、是冷痛还是胀痛等。寒证疼痛多为冷痛、隐痛，寒凝血瘀多见刺痛。

四、问月经史

需询问月经初潮年龄，月经周期、月经持续时间、经量多少、经色、经质稀或稠或有无血块、气味，末次月经日期及伴随月经周期而出现的症状（如乳房胀痛、头痛、腹痛、腹泻、浮肿、吐、发热等）。寒证月经周期多延后，量少，色暗有块，小腹冷痛拒按，得热痛减，畏寒肢冷，或面色青白。

五、问带下史

了解带下量多少，带下颜色（如白色、淡黄、黄色、赤色或脓性等）、性质（稀薄、黏稠）、气味以及伴随症状。寒证白带多色白，质稀，清冷。

六、问婚育史

询问未婚、已婚或再婚史。对未婚者，在某些特殊情况下或因病情需要，应了解有无性生活史、人工流产史；对已婚者，需了解性生活情况、妊娠胎次和分娩次数，以及有无堕胎、小产和人工流产。孕妇应了解妊娠过程，有无妊娠疾病（如胎漏、胎动不安、妊娠肿胀、头晕、恶阻和子痫等）。

七、问产后史

询问分娩情况，有无难产、产后出血量多少及输血与否。若有产后大出血、昏厥史，可使气血亏损而影响月经，甚至闭经。了解恶露量多少、颜色、性质和气味，有无产后疾病史，以及避孕情况。

八、问既往史

有针对性地了解与现在疾病有关的以往病史、个人与家族史。如询问患者的工作生活环境是否潮湿，是否喜食生冷等。

第二节 望 诊

中医认为，当人体内部发生病变时，多反映于体表的相关部位。通过望诊，运用视觉对病人有目的地观察，可获得临床诊断的重要依据。由于妇女生理和解剖特点，妇科望诊除望全身、舌诊外，还需观察外生殖器官以及经血、带下、恶露和乳汁的量、色及质的变化。

一、望神形

神为形之主，形为神之舍，两者关系密切，故应神形合参。神是人体生命现象的体现，望神可以了解其精气的盛衰，推断病情的轻重，判断病变的预后，妇科疾病亦然，如头晕眼花、神疲乏恶、汗出肢冷和神志淡漠，甚至昏不识人，可见于崩漏、胎堕不全等妇科失血重证。

二、望面色

《四诊抉微》曰："夫气由脏发，色随气华。"凡脏腑的虚实、气血盛衰，皆可通过面部色泽的变化而反映于外。妇科临证常通过望面色来了解患者脏腑、气血盛衰和邪气消长的情况，若见面色㿠白，多属气虚、阳虚证；㿠白虚浮，多属阳虚水泛。寒证面色可见青色、白色、黑色。

三、望体形

重在观察形体的发育、体质的强弱、体形的胖瘦。正常女子 14 岁左右，月经来潮，第二性征发育，如乳房隆起、臀部丰满等。如年逾 14 岁，月经未来潮，第二性征未发育，身材矮小，多为先天肾气未充。若成熟女子，月经已来潮，但身材瘦长或瘦小，第二性征发育不完善，乳房平坦等，伴四肢冰凉，多为肾阳虚。

四、望舌

通过观察舌象，可了解人体生理功能和病理变化，寒证多见苔白。苔白薄腻而润多为寒湿凝滞，苔白厚腻多属痰湿阻滞，苔灰黑而润为阳虚有寒。

五、望月经

经量少、色淡暗质稀，多为肾阳虚。

六、望带下

若带下量多、色白质清，多为脾虚、肾虚。

七、望恶露

若恶露量多、色淡红质稀，多为气虚。

八、望阴户、阴道

色素减退，多属寒凝；阴户肌肤色白或灰白、粗糙增厚或皲裂，多属肾精亏损，肝血不足或寒凝血瘀。

九、望乳房和乳汁

青春期、生育期妇女乳房平坦，乳头细小，乳晕浅淡多为先天肝肾不足。

第三节　闻　诊

闻诊是通过听觉、嗅觉来诊查病人的方法。妇科闻诊包括听声音、听胎心及闻气味3个方面。

一、听声音

主要听患者的语音、气息的高低和强弱，以及呼吸、咳嗽、嗳气和太息等声音。

二、听胎心

妊娠20周后，运用听诊器可以在腹部听到胎心。胎心的强弱、快慢是判断胎儿发育及有无胎儿宫内窘迫的重要依据。

三、闻气味

主要了解月经、带下和恶露的气味。

第四节　切　诊

一、切脉

《黄帝内经·素问·脉要精微论》云："诊脉常以平旦。""平旦"就是清晨，因此时人体受外界影响最少，诊脉最为准确。切脉应在病人和医生都比较平静的情况下进行，时间 1～2min。妇人之脉在一般情况下稍弱于男子，略沉细而柔软，尺脉稍盛。月经期、妊娠期、临产之际及新产后脉象均有所变化。寒证多见迟脉、紧脉和牢脉等。

二、按肌肤

医生通过用手直接触摸肌肤，可以了解局部冷热、润燥及有无浮肿等情况，在辨证时有一定意义。如肌肤寒冷，特别是四肢不温，多为脾阳虚；四肢厥冷、大汗淋漓，多属于亡阳危候。

三、扪腹部

了解腹壁冷热、软硬、胀满和压痛，以及有无包块，包块之部位、大小和性质等情况。若腹痛喜按多为虚证，拒按多为实证，喜温多为寒证。

第四章　妇科寒病常用辨证方法

中医辨证方法较多，如脏腑辨证、八纲辨证、经络辨证、六经辨证、气血津液辨证、卫气营血辨证、三焦辨证及病因辨证等。

第一节　脏腑辨证

一、肾阳虚
经行前后、经期浮肿或泄泻，带下量多、色青质稀，孕后浮肿，多属肾阳虚。

二、脾阳虚
经行前后、经期浮肿或泄泻，孕后四肢乃至全身浮肿，多见于脾阳虚。

第二节　气血辨证

寒证客于血脉，血行失畅，冲任、胞宫、胞脉损伤及功能失常而出现的全身或妇科证候为血寒证。血寒凝滞经脉可导致痛经、月经后期、月经过少、妊娠腹痛和不孕症等妇科疾病。因血寒有虚实之分，故其病证也有区别。如见月经周期延后，经量少，经色暗淡有块，带下量多，色青质稀，婚后不生育，孕后小腹冷痛及喜按等妇病症，则为虚寒。

第三节　冲任督带脉辨证

冲任督带脉属奇经，在妇女生理、病机理论中具有重要地位，也是妇科病诊治的纲领之一。无论是脏腑功能失常、气血失调及寒热湿邪，还是生活因素，都可直接或间接地影响冲任督带脉，出现生殖功能异常的病变。可从经络所具有的特殊功能以及经络所属脏腑进行综合辨证，是脏腑辨证、气血辨证的补充，临床归纳为冲任寒凝、督脉虚损和带脉失约。

一、冲任寒凝证

由于有内寒、外寒之分，故临床有冲任虚寒和冲任实寒两种。冲任虚寒因阳虚而寒从内生，主要影响脾、肾两脏，使其机能衰退，影响血的生化、水液代谢。冲任实寒则源于外感寒邪直客冲任而致。二者均可导致月经量少、月经后期、痛经、闭经和不孕等症。但由于病因不同，在临床上表现也有区别。小腹冷痛拒按，得热则解，月经或恶露艰涩不畅，经色暗，面色青白，肢冷畏寒，舌苔薄白，脉沉紧或沉迟者，为冲任实寒；小腹冷痛喜按，得热则解，经色暗淡，质清稀，形寒肢冷，舌淡，苔薄，脉沉细无力者，为冲任虚寒。

二、督脉虚损证

督脉为阳脉之都纲，维系人身之元气，与命门关系密切，同时亦主孕育。督脉又与任脉交会于龈交穴，与任脉协同调节人身阴阳脉气的平衡。《辨证录·受妊门》指出："百计求子，不能如愿，人以腰肾之虚，谁知任督之困乎。"任督之困，常致阴阳不协调的排卵功能障碍。督脉为病，虚损较多，症见背寒脊痛，下元虚冷，带下清冷，孕育障碍等，可导致带下病、不孕、闭经、崩漏及经断前后诸证。

三、带脉失约证

《难经·二十九难》曰："带之为病，腹满，腰溶溶若坐水中。"由此可见，腰以下部分需带脉的提系，才能维持正常位置。所有带脉辨证主要是辨证其提系和约束功能的失常。如带脉虚弱，妇科临床常表现为提系乏力，腹部胀满，腰部弛散无力，如坐水中，从而影响冲任，使胎元不固，导致胎漏、胎动不安；也可产生下脱、下陷之证，如阴挺、阴肿等。

第四节　胞宫辨证

宫寒是指胞宫或子宫寒冷发生的妇科病症。历代医家对本证的阐述为后世的辨证论治提供了理论依据，如《神农本草经》指出紫石英能治疗"女子风寒在子宫"的宫寒不孕。

第五章　妇科寒病名医名方

一、肾气丸

张仲景（约150—219年），名机，字仲景，东汉南阳涅阳（今河南省邓州市穰东）人，东汉末年著名医学家，被后人尊称为"医圣"。《金匮要略》是中医经典古籍之一，张仲景撰于公元3世纪初，属原撰《伤寒杂病论》中的"杂病"部分。

方源：《金匮要略》。虚劳腰痛，少腹拘急，小便不利者，八味肾气丸主之。

组成：干地黄240g，山药、山茱萸各120g，泽泻、茯苓、牡丹皮各90g，桂枝、附子（炮）各30g。

用法：上为末，炼蜜为丸，如梧桐子大。每服15丸（6g），加至25丸（10g），酒送下，次日再服。现代用法：亦可作汤剂，用量按原方比例酌减。

功用：补肾助阳。

主治：肾阳不足证。腰痛脚软，身半以下常有冷感，少腹拘急，小便不利，或小便反多，入夜尤甚，阳痿早泄；舌淡而胖，脉虚弱，尺部沉细或沉弱而迟，以及痰饮，水肿，消渴，脚气，转胞等。

二、胶艾汤

方源：《金匮要略》。妇人有漏下者，有半产后因续下血都不绝者，有妊娠下血者，假令妊娠腹中痛，为胞阻，胶艾汤主之。

组成：阿胶（炙）3g，艾叶（熬）3g，芍药3g，干地黄3g，当归2g，干姜2g，川芎2g，甘草（炙）2g。

用法：上咬咀。以水8L，煮取3L，去滓，内胶另烊，分再服；羸人3服。

功用：养血安胎。

主治：男子绝伤，或从高堕下，伤损五脏，微者唾血，甚者吐血及金疮伤经内绝；妇人产后及崩中伤下血多，虚喘欲死，腹痛下血不止。

三、真武汤

《伤寒论》是中医学经典著作之一，是一部阐述外感病治疗规律的专著。全书共10卷，东汉张仲景撰于3世纪初。张仲景原著《伤寒杂病论》，在流传的过程中经后人整理编纂，将其中外感热病内容结集为《伤寒论》。

方源：《伤寒论》。①《伤寒论·辨太阳病脉证并治》："太阳病，发汗，汗出不解，其人仍发热，心下悸，头眩，身瞤动，振振欲擗地者，真武汤主之。"②《伤寒论·辨少阴病脉证并治》："少阴病，二三日不已，至四五日，腹痛，小便不利，四肢沉重疼痛，自下利者，此为有水气。其人或咳，或小便利，或下利，或呕者，真武汤主之。"

组成：茯苓、芍药、生姜（切）、附子（炮，去皮，破8片）各9g，白术6g。

用法：以水8L，煮取3L，去滓，温服7合①，1日3服。现代用法：水煎服。

---

① 1合＝100mL。

功用：温阳利水。

主治：阳虚水泛证。畏寒肢厥，小便不利，心下悸动不宁，头目眩晕，身体筋肉瞤动，站立不稳，四肢沉重疼痛，浮肿，腰以下为甚，或腹痛，泄泻，或咳喘呕逆；舌质淡胖，边有齿痕，舌苔白滑，脉沉细。

四、艾附暖宫丸

沈金鳌（1717—1776 年），清代医家，字芊绿，号汲门、再平和尊生老人，江苏无锡人。早年习儒，博闻强记，涉猎广博，经史诗文、医卜星算皆有涉猎。著《尚书随笔》等。至中年，犹屡试不中，遂矢志攻医，于临证各科，均甚精通。又研习《黄帝内经》、仲景之学及仲景以下历代名家，互相参订。后来又勤于著述，先后撰成《脉象统类》《诸脉主病诗》《杂病源流犀烛》《伤寒论纲目》《妇科玉尺》《幼科释迷》和《要药分剂》，总其名曰《沈氏尊生书》，内容赅博，论述亦精辟，颇有影响。

方源：《沈氏尊生书》。

组成：艾叶（炭）、香附（醋炙）、吴茱萸（制）、肉桂、当归、川芎、白芍（酒炒）、地黄、黄芪（蜜炙）和续断。辅料为赋形剂蜂蜜。

用法：口服，6g/ 次，1 日 2～3 次。

功用：理气补血，暖宫调经。

主治：用于子宫虚寒，月经量少、后错，经期腹痛，腰酸带下。

五、温经汤

陈自明（1190—1270 年），南宋医学家，字良甫，一作良父，晚年自号"药隐老人"，抚州临川（今属江西省）人。其与崔嘉彦、严用和、危亦林、龚廷贤、李梴、龚居中、喻昌、黄宫绣和谢星焕并列为江西历史上十大名医。著有《管见大全良方》《妇人大全良方》和《外科精要》等。

《妇人大全良方》又名《妇人良方大全》《妇人良方集要》，简称《妇人良方》，是中国现存最早、最具有系统性的妇产科专著。本书由陈自明撰于嘉熙元年（1237年）。全书共24卷，分为调经、众疾、求嗣、胎教、妊娠、坐月、产难和产后8门，266论，1118方，48例医案。

方源：《妇人大全良方》。《妇人大全良方·月水行或不行心腹刺痛方论第十二》："若经道不通，绕脐寒疝痛彻，其脉沉紧。此由寒气客于血室，血凝不行，结积血为气所冲，新血与故血相搏，所以发痛。譬如天寒地冻，水凝成冰，宜温经汤……"

组成：当归、川芎、肉桂、莪术（醋炒）、牡丹皮各6g，人参、牛膝、甘草各9g。

用法：水煎服。

功用：温经补虚，化瘀止痛。

主治：血海虚寒，血气凝滞证。月经不调，脐腹作痛，其脉沉紧。

六、黄芪散

方源：《妇人大全良方》。《妇人大全良方·产后褥劳方论第四》："夫产后褥劳者……气血虚羸，将养所失而风冷客之。风冷搏于血气，则不能温于肌肤，使之疲乏劳倦，乍卧乍起，颜容憔悴，食欲不消。"

组成：黄芪、白术、木香、人参、当归、桂心、川芎、白芍药、白茯苓、甘草、紫河车、仙茅和仙灵脾。

用法：水煎服。

功用：补脾益肾。

主治：产后血劳。

七、右归丸

张介宾（1563—1640 年），明末会稽（今浙江省绍兴市）人，字惠卿，号景岳，因其室名通一斋，故别号"通一子"；同时，因为他善用熟地，有人又称他为"张熟地"。他是杰出的医学家，古代中医温补学派的代表人物，时人称他为"医术中杰士""仲景以后，千古一人"，其学术思想对后世影响很大。《景岳全书》共 64 卷。刊于 1624 年，记录了张景岳毕生治病经验和中医学术成果。

方源：《景岳全书》。

组成：大怀熟地 8g，山药（炒）4g，山茱萸（微炒）3g，枸杞子（微炒）4g，鹿角胶（炒珠）4g，菟丝子（制）4g，杜仲（姜汤炒）4g，当归 3g（便溏勿用），肉桂 2g（渐可加至 4g），附子（制）2g（渐可加至 5 ~ 6g）。

用法：上先将熟地蒸烂，杵膏，加炼蜜为丸，如梧桐子大。

功用：温补肾阳，填精止遗。

主治：元阳不足，或先天禀衰，或劳伤过度，以致命门火衰，而为脾胃虚寒，饮食少进；或呕恶膨胀；或翻胃噎膈；或怯寒畏冷；或脐腹多痛；或大便不实，泻痢频作；或小水自遗，虚淋寒疝；或寒侵溪谷，而肢节痹痛；或寒在下焦而水邪浮肿；阳亏精滑，阳痿精冷。

八、少腹逐瘀汤

王清任（1768—1831 年），字勋臣，清直隶玉田（今属河北省）人，武庠生，纳粟得千总衔。20 岁左右始习医，后久居京师，以医为业，并开了一间"知一堂"药铺，名噪京师。他是第一位对传统医学体系提出严厉纠正的中国医生，并被清末西医德贞（Dudgeon）誉为"近代中国解剖家"。他的著作《医林改错》于 1830 年在北京刊行后，造成不小的震撼。

《医林改错》共 2 卷，王清任撰刊于清道光十年（1830 年），是他访验脏腑 42 年呕心沥血之作，也是我国中医解剖学上具有重大革新的著作。

方源：《医林改错》。

组成：小茴香（炒）7 粒，干姜（炒）0.6g，延胡索 3g，没药（研）6g，当归 9g，川芎 6g，官桂 3g，赤芍 6g，蒲黄 9g，五灵脂（炒）6g。

用法：水煎，1 日 1 剂，分 2～3 次服。

功用：活血祛瘀，温经止痛。

主治：少腹瘀血积块，疼痛或不痛，或痛而无积块，或少腹胀满，或经期腰酸、小腹胀，或月经 1 个月见三五次，接连不断，断而又来，其色或紫或黑，或有血块，或崩或漏，兼少腹疼痛，或粉红兼白带者，或瘀血阻滞，久不受孕等症。

九、内补丸

吴本立（1698—1775 年），字道源，海虞（今江苏省常熟市）人。幼年殚精举业，亦究心岐黄。行医数十年，以临床方药应世。他的著作《女科切要》是一部妇产科专著，系著者平昔辑前哲要语，分门别类汇集而成。其内容较全面、系统，所列胎产证治甚详，方全法备，简明切要。选方既有传统古言，又有大量民间单方、验言，均为临床常用方。

方源：《女科切要》。

组成：鹿茸、菟丝子、沙蒺藜、紫菀茸、黄芪、肉桂、桑螵蛸、肉苁蓉、附子（制）、茯神、白蒺藜。

用法：1 服 20 丸，食远酒送服。

功用：益火之源。

主治：女子白淫，属阳虚者。白带量多、质稀薄，腰膝酸软，乏力气短，虚冷，头昏。

十、独活寄生汤

孙思邈（581—682 年），京兆华原（今陕西省耀县）人。唐代医学家，中医医德规范制订人，人尊为"药王"。自幼多病，立志于学习经史百家著作，尤立志于学习医学知识。青年时期即开始行医于乡里，并获得良好的治疗效果。他对待病人，不管贫富老幼、怨亲善友，都一视同仁，无论风雨寒暑、饥渴疲劳，都求之必应，一心赴救，深为群众崇敬。隋大业年间（605—618 年），曾游学四川，并在该地炼丹，后隐于终南山，与沙门道宣律师交厚，写了不少道家炼丹方面的著作。后唐太宗、高宗曾多次招他任国学博士、谏议大夫等职，均谢绝，唯于咸亨四年（673 年）任承务郎执掌尚药局，掌管合和御药及诊候方脉等事务，上元元年（674 年）即因病辞退。当时名士宋令文、孟诜和卢照邻皆视他为老师。

方源：《备急千金要方》。治腰背痛，独活寄生汤。夫腰背痛者，皆犹肾气虚弱，卧冷湿地当风所得也，不时速治，喜流入脚膝，为偏枯冷痹缓弱疼重，或腰痛挛脚重痹，宜急服此方。

组成：独活、桑寄生、杜仲、牛膝、细辛、秦艽、茯苓、肉桂心、防风、川芎、人参、甘草、当归、芍药和干地黄。

用法：上㕮咀，以水 1 斗[①]，煮取 3L，分 3 服，温身勿冷也。

现代用法：水煎服。

---

①斗：1 斗 10L。

功用：祛风湿，止痹痛，益肝肾，补气血。

主治：痹证日久，肝肾两虚，气血不足证。腰膝疼痛、痿软，肢节屈伸不利，或麻木不仁，畏寒喜温，心悸气短；舌淡，苔白，脉细弱。

十一、温胞饮

傅山（1607—1684 年），明清之际思想家、书法家。初名鼎臣，字青竹，改字青主，又有真山、浊翁和石人等别名，汉族，山西太原人。明诸生，明亡为道士，隐居土室养母。清康熙时中举鸿博，屡辞不得免，至京，称老病，不试而归。于学无所不通，经史之外兼通先秦诸子，又长于书画医学。著有《傅青主女科》《傅青主男科》等传世之作，在当时有"医圣"之名。《傅青主女科》又为《女科·产后编》，陆懋修《世补斋医书》收入其校订本，将女科折为 8 卷，8 门，改称《重订傅徵君女科》，《产后编》改名《生化编》。今本《傅青主女科》上卷载带下、血崩、鬼胎、调经和种子 5 门，每门下又分若干病候，计 38 条，39 症，41 方；下卷则包括妊娠、小产、难产、正产和产后诸症，亦 5 门，共 39 条，41 症，42 方。《产后编》上卷包括产后总论、产前产后方症宜忌及产后诸症治法 3 部，分列为 17 症；下卷继之而分列 26 症，并附补篇 1 章。全书文字朴实，论述简明扼要，理法方药严谨而实用，重视肝、脾和肾三脏病机，善用气血培补、脾胃调理之法，故颇受妇产医家推崇。

方源：《傅青主女科》。夫寒冰之地，不生草木，重阴之渊，不长鱼龙，今胞胎既寒，何能受孕……方用温胞饮。

组成：白术（炒）、巴戟天、人参、杜仲（炒）、菟丝子、山药（炒）、芡实、肉桂、补骨脂、附子（制）。

用法：水煎服。

功用：温肾助阳，暖宫种子。

主治：阳虚宫寒，小腹冰冷的不孕症，以及月经诸病。

十二、阳和汤

王维德（1659—？），字洪绪，一字林洪，号"林屋散人"，另号"定定子"，人尊称"林屋先生"，清代吴县洞庭西山人。曾祖若谷留心疡科，治痈疽反对凭经分治，主张论阴阳，辨虚实，并以效方笔之于书，作为传家之宝，自此世为疡医。王维德自幼既承家学，通晓内、外、妇、儿各科，尤擅疡医，为吴门外科全生派的创始人。所著《外科证治全生集》乃汇集祖传效方及其40余年亲治验方所成，刊于乾隆五年（1740年），时年72岁。

方源：《外科证治全生集》。

组成：熟地30g，肉桂（去皮，研粉）3g，麻黄2g，鹿角胶9g，白芥子6g，姜炭2g，甘草（生）3g。

用法：水煎服。

功用：温阳补血，散寒通滞。

主治：阴疽之后之漫肿无头，皮色不变，酸痛无热，口中不渴；舌淡苔白，脉沉细或迟细。或贴骨疽、脱疽、流注、痰核、鹤膝风等属于阴寒证者。

第六章　贵州名医王聘贤

　　王聘贤（1897—1965 年），名国士，贵州兴义人，系贵州省著名老中医，人称"黔之医怪"。少时曾就读于贵阳南明中学，1917 年赴日留学。到日本后，早先在早稻田大学攻读政治经济学，毕业后又入日本九洲医科大学学习西医。在学习期间，因患肠胃溃疡，西医治疗无效，得日本"汉医"治愈，便一改初衷，专攻中医。学成回国后，在浙江、天津等地从张锡纯、何廉臣、张山雷等问业，悉心研究中医典籍，深得其旨。后辗转湘、鄂、川、桂各省实地见识药物。1930 年，受聘为生生药房坐堂医生兼任药房总顾问，在筑悬壶，久负盛名。

　　王氏学有渊源，临床经验丰富，对中西医学均有真知灼见，治学严谨，造诣深厚，著述颇丰，整理了 400 多种药物，分别说明药物的性质、功效和用法，印在一种绵性很强的包装纸上，以指导病人服药。他结合自己的医疗实践，大量地收集医方，每有所得，即用蝇头小楷收录在特制的红格本上，每页均印有"聘贤医抄"，积数十年，得医方近百万字，凡 18 册。

　　新中国成立后，王氏为发展人民卫生事业不遗余力，先后担任贵阳中医医院副院长、贵州省中医研究所所长、贵州省卫生厅副厅长等职，当选为省、市中医协会负责人，被选为贵阳市首届人大代表，贵州省第一、第二、第三届人大代表，省、市政协委员。

1991—1992 年，吴学斗、徐元朝整理王聘贤先生手稿《医药杂话》，刊登于《贵阳中医学院学报》，称其"尊重发病规律，不可凭脉诊病；医事至重，不得不慎；良药苦口，勿畏而拒之；医理至深，不可不专，医非万能，中药药理药效中西合参，病去如抽丝剥茧，欲速用不达；剂型当符病情，医者须有医德；法随证出，医患岂可唯心；因症施治，如珠走盘；病人最忌焦急褊狭，要特别注意药物及其煎服法；医药随时代进步而进步，治病须注意患者的心理；信巫不信医者，鲜不丧生；药治一半，调摄一半，深研学术，振兴国家，抱病行医，爱憎分明，体恤贫病，当改社会，量力施药，岂为小惠，方无秘密，毋工心计"，体现了王氏在行医中扶危济困，医德医风可佩，在学术上谦虚谨慎，虚怀若谷，反对迷信，提倡科学，实事求是。1938 年，王氏提供的秘方被贵阳德昌祥药厂制造为"妇科再造丸"，用以养血调经，补益肝肾，暖宫止痛，治疗女性月经先后不定期、带经日久、痛经、带下等症，被业界后人视为治疗妇科寒病第一药方。

附：

妇科再造丸的现代临床观察：①广东省武警总队医院研究妇科再造胶囊联合米非司酮治疗子宫肌瘤 68 例，经治 3 个月，患者的孕酮、雌二醇均较治疗前有明显下降，子宫体积与最大子宫肌瘤体积也较治疗前有明显缩小。②复旦大学附属妇产科医院研究妇科再造胶囊联合苯甲酸雌二醇、铁剂、蛋白质、维生素 C 治疗功能性子宫出血患者 49 例，经治 7 日至 2 个月，47 例患者月经周期正常或基本正常，经量正常或减少，阴道流血停止，总有效率为 95.92%。③华中科技大学同济医学院附属协和医院用妇科再造胶囊联合克林霉素治疗慢性盆腔炎 64 例，经治 14 日，56 例患者临床症状消失或减轻，白带正常，双合诊子宫无压痛或压痛减轻，附件无增厚或增厚减少、压痛感消失或减轻，彩色多普勒超声检查显示盆腔积液消失或减少，盆腔包块消失或缩小，总有效率为 87.50%。

第七章 妇科寒病的护理

护理与人类的生存繁衍和文明进步息息相关，并随着社会的演变、科学技术的发展而不断地发展。中医治病的一个重要原则是"三分治，七分养"，它包括改善病人的休养环境和心态、加强营养调理、注重动静结合的体质锻炼等，这些都是中医辨证施护的精华。随着中医药事业的蓬勃发展，中医护理学已经成为一门独立的学科。中医护理学是中国医学的重要组成部分，具有以中医理论为基础、以整体观念和辨证施护为核心理论体系的学科特征。运用中医望、闻、问、切的诊断方法，对患者进行调查研究，采集患者的自觉症状和各种临床体征等资料，运用八纲、脏腑、六经、卫气营血等辨证方法，进行分析归纳，综合判断疾病属于何证，从而确定相应的护理方法及措施。

第一节 情志护理

中医学十分重视人的精神活动和情绪变化，最早被归纳为"五志"，以后人们又把五志衍化为"七情"，即喜、怒、忧、思、悲、恐、惊。《黄帝内经·素问·上古天真论》云："精神内守，病安从来。"在正常情况下，七情仅是精神活动的外在表现，并不成为致病因素，但长期过度的精神刺激，则会引起人体阴阳失调、气血紊乱、脏腑经络功能失常而发生疾病。因此，提高患者内在的心理素质是适应外在环境和人事之变，免受各种致病因素的侵害，保持身心健康的关键所在。

一、热情诚恳，全面照顾

人在患病后，常有恐惧、紧张、苦闷、悲哀等不良情绪，迫切需要家人或医护人员的关心和照顾。因此，医护人员一定要以诚恳热情的态度去关心体贴、安慰同情病人。除自己的语言、态度外，还应重视病室环境和病人周围的人和事，给予全面照顾。如主动向患者介绍医院规章制度和同病室的病友，将其安置于优雅舒适的病室等，使病员感到如同在家里一样温暖、亲切和舒适，能很快安下心来接受治疗和护理。

二、因人而异，做到有的放矢

病人因性格、年龄、爱好、生活习惯、经济情况和所患病证不同，会产生不同的情绪。因此，护理人员要在全面了解情况的基础上，有的放矢地做好情志护理。由于环境陌生和生活习惯不同，病人心情多显紧张或有忧虑，担心自己的病、工作或学习，对治疗有恐惧感。护理人员应主动介绍有关情况，帮助其解决困难，消除疑虑。慢性病或生活失去自理的病人，精神上压力大，更要考虑其生活、工作和预后。护理人员要主动热情地做好生活护理，实事求是地讲解疾病治疗的难易和规律，也可请治疗效果好的病人现身说法。对易怒的病人，更应耐心，注意态度和语气，待其情绪安定后再慢慢进行劝导和安慰。

三、正确运用开导法

心理学认为，人类的语言是一种非常实际而又十分广泛的信号。语言的刺激比其他任何刺激要严重得多，尤其是医护人员的语言对病人的影响，更是不言而喻的。《黄帝内经·灵枢·师传》云："人之情，莫不恶死而乐生，告之以其败，语之以其善，导之以其所便，开之以其所苦，虽有无道之人，恶有不听者乎。"所谓"告之以其败"，是指向病人指出疾病的危害，使病人重视疾病并认真对待，使其知晓如不及时治疗，就会贻误病情。所谓"语之以其善"，是指要求病人与医者很好地配合，告诉其疾病的可愈性，只要遵照医嘱服药，病是可以治愈的。所谓"导之以其所便"，则指告诉病人如何进行治疗和调护的具体措施，使其懂得自我调养的方法。至于"开之以其所苦"，是指解除病人消极的情绪，给予一定承诺、保证，以减轻病人心理上的压力。

妇科寒病多会导致疼痛，造成患者情绪紧张，如痛经患者在月经来潮前常会出现紧张、焦虑。通过开导法的运用，可解除病人不良的情绪，从而使病人心境坦然、精神愉快、心情舒畅、气机条达、气血调和，脏腑气血功能旺盛，促使疾病早愈。

第二节　病室环境

明代陈实功《外科正宗》中指出："先要洒扫患房洁净""冬要温床暖室，夏宜净几明窗"。这是对病人居住环境的基本要求。病室内的卫生环境，直接影响患者的身心健康。在保持室内整齐、干净的同时，还要适当调节室内的温、湿度与光线。一般病室内的温、湿度要适宜，相对湿度应以55%～65%、温度以18～20℃为宜。如寒证、阳虚证者，多有畏寒怕风，宜安置在向阳温暖的病室内，使病人感到舒适；阳虚证、寒证病人房间应偏高些，阴虚证、热证病人房间可略低些。另外，室内光线宜充足，使病人感到舒适愉快，同时也便于医护人员诊疗及护理操作。正如《天隐子养生书》所云，室内应当"阴阳适中，明暗相半""太明即下帘，以和其内映，太暗则卷帘，以通其外耀。内以安心，外以安目，心目具安，则身安矣"。

第三节　饮食护理

饮食是人体生长发育必不可少的物质，是五脏六腑、四肢百骸得以濡养的源泉，也是人体气血津液的来源。中医治疗历来重视食疗，《黄帝内经·素问·脏气法时论》中强调："毒药攻邪，五谷为养，五果为助，五畜为益，五菜为充，气味合而服之，以补精益气。"药物配合饮食治疗，既可减少"毒药"对人体的损害，又能补益精气，从而提高治疗效果。《黄帝内经·素问·至真要大论》中"寒者热之，热者寒之"的治疗原则，同样适用于食性的选择。

对于寒证病人，宜温里、散寒、助阳，宜食温热性食物，忌寒凉、生冷之品。属热性、温性的食物，具有温中祛寒之功效，如糯米、黄米、小麦等甘温食物。《黄帝内经·素问·至真要大论》中说："辛甘发散为阳，酸苦涌泄为阴，咸味涌泄为阴，淡味渗泄为阳。"甘味，有补益、和中、缓急的作用，在人体脏腑、气血、阴阳任何一方存在虚损之证时，可用甘味之品缓急止痛。比如，糯米红枣粥可治脾胃气虚或胃阳不足，糯米酒加鸡蛋煮熟后食用以供产妇补益等，均取糯米、红枣之甘味，再合其温性，而求其补气温阳散寒之功效。切忌服食寒凉食品。

第四节　辨证施护

辨证施护是在中医辨证论治思想的指导下，根据患者证型的不同，制订个性化护理方案的护理措施。辨证施护注重人、病、证三者之间的关系，强调人体的特殊性与差异性；辨证地看待病与证之间的关系，一种病可包括几种不同的证，不同的病又可以出现相同的证，故临床护理中常采取同病异护、异病同护的护理方法。妇科寒病有表、里、虚、实之分，临床护理措施应该加以区别。

一、表寒证

表寒证为寒邪袭于肌表之证，故治法上多用辛温解表法。在护理上，服药应于药煎沸之后温热服，并加盖衣被；但汗出不应过多，应随时擦拭。此时患者腠理大开，卫气不固，故应避免吹风着凉，并及时更换衣物。如果病人体温高，可待汗出后再测体温，并详细记录。患者居室温、湿度应适宜，注意保暖；宜饮红糖茶、葱白汁等。

二、里寒证

里寒证为寒邪侵于脏腑，或因阳气亏虚所致之证，可分为实寒证和虚寒证。

1. 实寒证

寒邪入里，阴盛所致病人，宜进热性与易消化之食物，如鸡肉、羊肉、虾、干姜汤等；水果宜食胡桃、龙眼、荔枝等；蔬菜可选具有温补之性的品种，如茄子、韭菜等，以扶助阳气。病人尤应注意保温，并可用姜、葱热熨以助散寒和络。此时应密切注意病人的寒热变化，以免寒凝气滞，寒凝血瘀，寒伤阳气而演变成虚寒证，甚至致亡阳之逆证发生。

2. 虚寒证

虚寒证是指体内阳气虚衰、阴气偏盛所致的一种证候。病人表现为精神不振，面色淡白，畏寒肢冷，腹痛喜温喜按，大便溏薄，小便清长，少气乏力；舌质淡嫩，脉微沉迟无力。治疗上本着"寒者热之，虚则补之"的原则，在护理上，汤药与饮品宜温热入口，即使夏日饮食亦应如此，并选择温热性食物，配以温补类调味品。寒痛者可选电热毯、暖水袋，同时配合艾灸、拔火罐、温灸、熨穴位、按摩等。室温在 20～22℃较为适宜，衣被应适当加厚。忌食生冷、油腻之品，忌暴饮暴食。

总之，应密切观察患者病情变化，以预见寒证的进退顺逆，以防变生他病。

中医护理有着深厚的文化渊源和广阔的发展前景，也形成了自己突出的优势。医护人员本着"生命至上，以人为本"的观念，运用中西医基础理论和知识技能，通过中医食疗、情志、服药、养生、康复等方法，针对寒病不同病种，及时处理患者现存的、潜在的健康问题，有计划地、系统地为患者进行护理，以利于患者早日康复，回归正常。

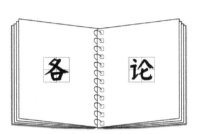

第一章　月经病

第一节　功能失调性子宫出血

功能失调性子宫出血是指由生殖－内分泌轴功能紊乱造成的异常子宫出血，分为无排卵性和有排卵性两大类。无排卵性功能失调性子宫出血，是指各种原因引起的无排卵均可导致子宫内膜受单一雌激素刺激而无孕酮对抗，引起雌激素突破性出血或撤退性出血，其出血特点包括月经过多、子宫不规则出血和月经过频等；排卵性月经失调则有周期性排卵，临床上有可辨认的月经周期，其出血特点包括经期延长、经间期出血等。由此可见，功能失调性子宫出血在中医学属于"月经过多""月经先期""经期延长""经间期出血"及"崩漏"的范畴。

一、诊断

（一）中医诊断

病史：患者禀赋虚弱，或房劳多产，或年近七七之年，或忧思过度、饮食劳倦，损伤脾气。

临床表现：月经周期紊乱，行经时间超过半个月以上，甚或数月断续不休；亦有停闭数月又突然暴下不止，或淋漓不尽；或月经先期而至，周期小于 21 日，或月经量明显增多，或每于经间期少量阴道出血。

妇科检查：应无明显的器质性病变。

辅助检查：主要是排除生殖器肿瘤、炎症或全身性疾病引起的阴道出血，可根据病情选择做 B 超、核磁共振成像（magnetic resonance imaging，MRI）及宫腔镜检查，或诊断性刮宫、基础体温测定等。

（二）西医诊断

1. 无排卵性功能失调性子宫出血

鉴于功血的定义，其诊断多采用排除法。需排除的情况与疾病有：妊娠相关出血、生殖器官肿瘤、感染、血液系统，以及肝、肾等重要脏器疾病，甲状腺疾病、生殖系统发育畸形、外源性激素与异物引起的不规则出血等。

病史：注意其年龄、月经史、婚育史与避孕措施，以及近期有无服用干扰排卵的药物或抗凝药等，有无引起月经失调的全身或生殖系统相关疾病。

临床表现：月经过多、子宫不规则出血、月经过频等，甚至大出血导致的休克。出血多、时间长可表现为继发贫血。

体格检查：检查有无贫血、甲状腺功能减退、甲状腺功能亢进、多囊卵巢综合征（poly cystic ovarg syndrome，PCOS）及出血性相关疾病的阳性体征。妇科检查应排除阴道、宫颈及子宫器质性病变，判断出血的来源。

辅助检查：通过相应检查排除其他疾病所导致的不规则阴道流血。无排卵的特点为单一雌激素刺激，而无孕酮对抗。

子宫内膜活检提示增生期子宫内膜、萎缩型子宫内膜和子宫内膜增生症（单纯性增生、复杂性增生及不典型增生）。

2. 排卵性月经失调

有可辨别的月经周期、经量或经期异常、经间期出血等临床表现；妇科检查无引起异常子宫出血的生殖器官器质性病变；

子宫内膜活检显示分泌期反应，必要时结合血清基础性激素测定结果可作出诊断。应注意除外子宫内膜息肉、子宫肌瘤、子宫腺肌病、子宫内膜癌等器质性疾病和多囊卵巢综合征等妇科内分泌疾病。

二、病因病机

崩漏的发病由肾 – 天癸 – 冲任 – 胞宫轴严重失调所致，其主要病机是冲任不固，经血失约，子宫藏泄失常，与脾、肾相关。中医认为"血见热则行，见寒则凝"。《黄帝内经·素问·阴阳别论》云："阴虚阳搏谓之崩。"历来对于崩漏的病因多归于"虚、热、瘀"，认为其"虚热证多，寒实证少"，但崩漏并非与寒完全无关。如《金匮要略·妇人杂病脉证并治》说："寸口脉弦而大，弦则为减，大则为芤，减则为寒，芤则为虚，寒虚相搏，此名曰革，妇人则半产漏下……"另外该书亦应用温经汤治疗"妇人年五十所，病下利数十日不止"，此处的"下利"后世多理解为"阴道出血"。如素体阳虚，命门火衰，或久崩久漏，阴损及阳，阳不摄阴，封藏失职，冲任不固，不能制约经血而成崩漏。或忧思过度，饮食劳倦，损伤脾气，脾伤则气陷，统摄无权，冲任失固，不能约制经血，故成崩漏。如《妇科玉尺》载："思虑伤脾，不能摄血致令妄行。"

三、诊断要点

临床表现：经来无期，出血量多或淋漓不尽，色淡质清，畏寒肢冷，面色晦暗，腰腿酸软，小便清长，或气短神疲乏力，面色苍白，或面色晦暗，黄褐斑，面浮肢肿，饮食欠佳；舌质淡，苔薄白，脉沉细或弱。

证候分析：肾气不足，肾阳虚弱，封藏不固，冲任失约，故发为月经量多，或经来无期，或淋漓不止。阳虚则真火不足，经血失煦，故色淡质稀，阳气不能外达，经脉肌肉失于温煦，故面色晦暗，畏寒肢冷。腰为肾之府，肾虚则见腰腿酸软，肾阳虚则膀胱气化无力，见小便清长；舌质淡，苔薄白，脉沉细，均为肾阳虚之象。

或脾虚气陷，统摄无权，故忽然暴下，或日久不止，遂成漏下。气虚火不足，故色淡而质薄。中气虚故气短，神疲乏力。脾阳不振，故四肢不温，纳差，面色苍白，黄褐斑。脾虚不运，则见浮肿；舌质淡，苔薄白，脉沉弱，均为脾阳不足之象。

四、治疗方案

(一)西医治疗方案

1. 排卵性功能失调性子宫出血

功能失调性子宫出血的一线治疗措施是药物治疗。青春期及生育年龄无排卵性功能失调性子宫出血患者以止血、调整周期、促排卵为治疗原则；绝经过渡期功能失调性子宫出血患者以止血、调整周期、减少月经量，防止子宫内膜病变为治疗原则。

(1)止血：

激素类口服药：①雌孕激素联合用药：可用短效复方口服避孕药治疗青春期和生育期无排卵性功能失调性子宫出血。②单纯雌激素：内膜修补法。急性大出血时，有血液高凝状或血栓性病史者禁忌使用大剂量。③单纯孕激素：也称"子宫内膜脱落法"或"药物刮宫"，适用于体内已有一定雌激素水平、血红蛋白水平＞80g/L、生命体征平稳患者。

一般止血药：氨甲环酸，或尖吻蝮蛇血凝酶，或酚磺乙胺、维生素 K 等。

刮宫术：具有迅速止血及诊断作用。

(2)调整月经周期：①雌、孕激素序贯疗法：人工周期。

②雌、孕激素联合法：适用于有避孕需求的患者，常用短效复方口服避孕药。③孕激素：适用于青春期或活检组织显示为增生期内膜者。④促排卵：对于有生育要求的无排卵不孕症患者，可针对病因采取促排卵治疗。⑤宫内孕激素释放系统：如含孕酮或左炔诺孕酮宫内节育器。

（3）手术治疗：子宫内膜切除术，子宫切除术。

2. 排卵性月经失调

（1）月经过多：止血药、宫内孕激素释放系统、孕激素内膜萎缩法及复方短效口服避孕药。

（2）月经周期间出血、黄体功能不足、子宫内膜不规则脱落：促进卵泡发育、黄体功能刺激疗法及口服复方短效避孕药治疗。

（二）中医治疗方案

1. 辨证论治

（1）肾阳虚证：

临床表现：经来无期，出血量多或淋漓不净，色淡质稀，畏寒肢冷，面色晦暗，腰腿酸软，小便清长；舌质淡，苔薄白，脉沉细。

治法：温肾固冲，止血调经。

方药：右归丸（《景岳全书》）去肉桂，加黄芪、覆盆子。

方解：方中附子温补命门之火，以强壮肾气；杜仲、菟丝子温肾补阳；鹿角胶温肾气，养精血，固冲任；熟地、山茱萸、枸杞子补养精血；山药补脾固气。加黄芪补气摄血，加覆盆子、赤石脂固肾涩血。

如形寒肢冷，小便清长，则加用补骨脂、鹿角霜、艾叶、小茴香补肾阳固摄；如腰腿酸软，加用杜仲、川续断益肾强腰；如上症基础上出现心烦、睡眠欠佳，则加五味子、夜交藤清热安神。

（2）脾阳虚证：

临床表现：经血非时而至，崩中继而漏下，血色淡而薄，气短神疲乏力，面色苍白，黄褐斑，面浮肢肿、四肢不温，饮食欠佳；舌质淡，苔薄白，脉沉弱。

治法：补气摄血，养血调经。

方药：固本止崩汤（《傅青主女科》）去当归，加升麻、山药、大枣、海螺蛸。

固本止崩汤：人参，黄芪，白术，熟地，当归，炮姜。

方解：方中人参、白术、黄芪补气培元，固中摄血；熟地养血滋阴；炮姜温中止血；当归药性温行，暂不用。加升麻以升提益气；山药、大枣补中益血；海螺蛸涩血固冲。兼血虚者加用何首乌、白芍、桑寄生。

久崩不止，出血色淡，宜加大党参、黄芪之用量；如出现面浮肢肿、四肢不温，宜加肉桂、白豆蔻、干姜、茯苓、薏苡仁等；饮食欠佳加神曲、鸡内金；如见血虚，加首乌、白芍、桑寄生、丹参、阿胶等；漏久不止，或少腹胀痛者，加荆芥穗、益母草、木香。

2. 中成药

（1）乌鸡白凤丸：口服，6g/次，1日2次。

（2）妇科再造丸：口服，10粒/次，1日2次，按疗程服用。

（3）滋肾育胎丸：口服，5g/次，1日3次。

（4）黄芪颗粒：口服，15g/次，1日2次。

（5）新生化颗粒：口服，2袋/次，1日2~3次。

3. 中医外治法

（1）针刺：取关元、三阴交、隐白、肾俞、足三里、气海。

采用补法。1日1~2次，每次留针20~30min，10次为1个疗程。如水肿者加复溜、水道、阴陵泉、阳陵泉，纳差加中脘、下脘，腰酸加腰阳关及局部取穴。

（2）艾灸：取百会、大敦（双）、隐白（双）、足三里、三阴交、神阙等穴。每次取2~3穴，每穴灸5~7壮，7次为1个疗程。

（3）耳针：取内分泌、卵巢、子宫、皮质下、肾、脾等穴。可用耳穴埋针、埋豆。每周2~3次。

（4）药棒按摩：双足三里、三阴交、阳陵泉、肾俞。

（三）调护

（1）重视饮食调养，勿过食生冷食品。

（2）注意经期卫生。

（3）搞好计划生育。

（4）早期治疗月经先期、月经过多、经期延长等月经失调性疾病。

（5）出血期间避免重体力劳动，必要时卧床休息；禁性生活。

（6）药膳：

·人参炖甲鱼：人参3g，甲鱼1只，老姜10g，葱5g，盐3g，味精2g，料酒10mL。炖服，补气摄血。适用于神疲气短乏力，不思饮食，面色无华等症。

·人参鸽蛋汤：人参6g，鸽蛋3个，盐1g。煲汤服，益气养阴，养心安神。

·枸杞炖鸡：大枣、枸杞子、黄芪适量，鸡1只。炖服，益气生血。

五、疾病转归与预后

本病治疗得当，多易痊愈；但若治疗不及时，月经先期、经期延长、月经过多可进一步发展为崩漏。暴崩下血，来势凶猛，当以止血为先，但如果为求止血迅速而过用炭类药物，专事固涩，则可致瘀血不去、源流不清，致再次发病。久崩屡崩，气随血耗，最易气血两伤，血止后又可见心悸、自汗、眩晕、腰膝酸软等症，当随症治之，以善其后。

六、现代名家经验

古人本着"急则治标，缓则治本"的原则，立"塞流、澄源、复旧"治崩三法。塞流即是止血。崩漏以失血为主，止血乃是治疗本病的当务之急。澄源即是求因治本。崩漏是由多种原因引起的，针对引起崩漏的具体原因，采用补肾、健脾、清热、理气、化瘀等法，使崩漏得到根本上的治疗。复旧即是调理善后。崩漏在血止之后，应理脾益肾以善其后。近代诸家在其基础上多有发挥。

夏桂成教授认为瘀血为崩漏最主要原因，治疗上塞流、澄源同步进行。阳虚瘀浊者多选用补气固经丸或震灵丹等方剂，并加入化瘀止血之失笑散，以求止血防脱，正本清源。血止后运用补肾调周法调理善后，以复其久。调周法具体如下：

行经期祛旧生新：以理气调经为主，选五味调经汤合越鞠丸，药用苍术、丹参、赤芍、香附、山楂、续断、川牛膝、益母草、五灵脂、艾叶、鹿角片、泽兰、茯苓等。

经后期阴长阳消：经后初期滋养阴血，补肾固冲，选归芍地黄汤，药用丹参、赤芍、熟地、山药、山萸肉、丹皮、茯苓、泽泻、续断、桑寄生、怀牛膝；经后中期，滋养阴血以助阳，选归芍地黄汤合异功散，或滋肾生肝饮合菟蓉散等，药用丹参、熟地、山药、山萸肉、丹皮、茯苓、泽泻、菟丝子、肉苁蓉、川续断等。

经后末期滋阴助阳，阴阳并调，常选补天五子种玉丹，药用生地、山萸肉、山药、丹皮、茯苓、当归、怀牛膝、杜仲、川续断、枸杞子、五味子、女贞子、覆盆子、紫河车、巴戟天等。

经间期气血活动，重阴必阳：活血通络，促发排卵，促进重阴必阳转化，选补肾促排卵汤，药用丹参、赤芍、白芍、山药、山萸肉、熟地、丹皮、茯苓、川续断、杜仲、菟丝子、鹿角片、五灵脂、红花等。

经前阳长阴消：补肾助阳，兼以疏肝理气，常用毓麟珠合越鞠二陈汤加减，药用丹参、赤芍、白芍、山药、丹皮、茯苓、续断、菟丝子、鹿角片、五灵脂、柴胡、苍术、香附等。

何子淮教授认为血热、气虚、血瘀是崩漏最基本、最重要的机理，从而总结出血热沸溢、中虚堤决、胞络瘀滞三大证型，提出"遏流、塞流、畅流"的治疗原则。对于脾阳不足，中气虚衰，气陷血漏者，治以补虚塞流，用药方面多选党参、茯苓、白术、甘草（炙）、白芍（炒）、肉果炭、诃子炭、黄芪、禹余粮、升麻炭、松花炭等；血止后扶持中阳，引血归经，方选补中益气之属加远志。

钱伯煊治疗崩漏重视立法。先立"虚、瘀、热"三纲，次以气、血、阴、阳分辨诸虚。他认为对于崩漏的辨证，当分清气虚与阳虚、血虚与阴虚、血热与郁热以及血瘀的不同。如他认为阳虚崩漏是指脾肾阳虚，肾阳虚则命门火衰，火衰则不能蒸发于脾，于是脾阳亦衰，治当温补脾阳，方选右归饮。

七、病案举例

易某，女，18 岁，中学生，无性生活史。

主诉：阴道不规则流血 1 个月。

12 岁月经初潮，既往月经不规律，1～6 个月不等，经期

4～5日，经来量少（2～3片卫生巾/日），色暗，有血块，平素手脚冰凉，腰部酸痛，不欲进食，曾于外院间断口服中药治疗（具体不详），效果不显。

2014年3月2日一诊，自诉末次月经在2014年2月初始终，阴道流血至今未止，前5日阴道流血同既往月经量，后阴道流血淋漓不尽，近1周无明显诱因阴道流血增多，多于以往月经量（4～5片卫生巾/日），色淡质清，时有凝血块，畏寒肢冷，面色晦暗，腰腿酸软，疲乏无力，小便清长；舌质淡，苔薄白，脉沉细无力。B超检查示：未见明显异常。血常规回示：血红蛋白98.0g/L。

西医诊断：①功能失调性子宫出血；②继发性贫血。

中医诊断：崩漏。

证型：脾肾阳虚。

治法：温肾固冲，止血调经，兼以健脾。

（一）方药

（1）右归丸（《景岳全书》）加减。

附子（制）10g，肉桂10g，熟地15g，山药15g，山茱萸20g，枸杞子15g，菟丝子15g，鹿角胶15g，当归15g，杜仲15g，续断（炒）15g，黄芪30g，紫石英15g，龙骨（煅）20g，牡蛎（煅）20g，甘草（炙）6g，党参15g，白术（炒）15g。

7付，水煎服，1日1剂，1日3次

（2）复方硫酸亚铁叶酸片，3片/次，1日3次，口服补铁补血治疗。

（二）中医特色治疗

（1）药罐：沿双夹脊穴拔，调节脏腑阴阳平衡；中药予贵阳中医学院第二附属医院妇科中药塌渍方。

当归，川芎，熟地，赤白芍，吴茱萸，小茴香，艾叶，巴戟天，桑寄生，续断，柴胡，丹皮，肉桂，甘草（炙）。

煮罐拔双夹脊穴，1日1剂，1日1次。

（2）耳穴贴压：取穴内分泌、卵巢、子宫、皮质下、肾、脾。贴单耳，1日1次；交替双耳贴，每穴按摩30s至1min，1日至少3次。

（3）艾灸：取百会、隐白、足三里、三阴交、神阙穴。每次取2~3穴，每穴灸5~10min，7次为1个疗程。

（4）针刺：取穴关元、三阴交、隐白、肾俞、足三里、气海。

（5）药棒按摩：取穴双足三里、三阴交、阳陵泉、肾俞。采用补法。1日1次，每次留针20~30min，7次为1个疗程。

（三）调护

（1）加强营养，注意保暖，勿过食生冷食品。

（2）注意经期卫生。出血期间避免重体力劳动，必要时卧床休息。

（3）药膳：大枣、枸杞子、黄芪炖鸡，以益气生血。

患者2014年3月10日复诊，经上述治疗，第4日阴道流血明显减少，来院时阴道可见少量咖啡样分泌物，疲乏无力症状较前明显改善，感手脚冰凉稍改善，偶有腰部酸痛。患者目前阴道流血已基本停止，在上方基础上减去紫石英、龙骨（煅）、牡蛎（煅），加丹参30g、桑寄生15g、女贞子15g、阿胶10g以加强补肾补血之力，同时嘱患者继续口服复方硫酸亚铁叶酸片补铁补血治疗。后续治疗遵循月经周期疗法结合辨证用药。

按：《诸病源候论》说"非时而下淋漓不断，谓之漏下；忽然暴下，谓之崩中"，阐述了崩漏的定义，同时说到"冲任之脉虚损，不能制约其经血，故血非时而下"。《景岳全书·妇人规》说："故调经之要，贵在补脾胃以资血之源，养肾气以安血之室，知斯其二者，则尽善也。"由此可见，治疗崩漏调理冲任气血为要，而冲任气血需要先天肾气与后天脾胃的滋养，故治疗重点在脾肾。该患者18岁，肾气幼稚，天癸初至，冲任未盛，肾气不足，封藏不固，冲任失约，故发为月经量多，淋漓不止，因长期流血，气血损伤，气血亏虚，故出现贫血，结合患者畏寒肢冷，腰腿酸软等表现，考虑肾之阳气虚衰，先天不足，后天失养，故治疗重在肾阳，兼顾脾气。因此，选用右归丸（《景岳全书》）合四君子汤加减，方中附子、肉桂温补命门之火，以强壮肾气；杜仲、菟丝子、续断温肾补阳；鹿角胶温肾气、养精血、固冲任；熟地、山萸肉、枸杞子补养精血；气生血，长期阴道流血，气血亏虚，故予四君子汤去茯苓（党参、白术、甘草）益气生血，并重用黄芪补气摄血生血，紫石英、龙骨（煅）、牡蛎（煅）固肾涩血，甘草健脾益气、调和诸药。治疗崩漏应遵循"急则治其标，缓则治其本"的原则，灵活掌握治崩三法，即"塞流、澄源、复旧"。塞流，即止血，一般采用固气摄血法结合辨证论治。该患者流血时间长，故初诊止血为要，温肾益气补血的同时加上紫石英、龙骨（煅）、牡蛎（煅）止血治疗。澄源，即求因治本。二诊继续温肾益气补血，去掉紫石英、龙骨（煅）、牡蛎（煅）止血，加大补肾、补气血之力度。复旧，即固本善后。可根据夏桂成教授调周法结合辨证论治处方调节月经周期治疗。

血崩暴下，止血为先，妇科多采取针药并用的方法以求出血速止。血得热则行，暴崩者多火胜，但是实火者少，虚火者多，故必于"补阴之中行止崩之法"。故临床常选用《傅青主女科》所载"固本止崩汤""清海丸"为主方治疗暴崩不止。又气为血帅，血为气母，气随血脱，暴崩之下，定无完气，气不足则血失所摄，成泛滥之势，所谓"有形之血不能速生，无形之气所当急固"，补气摄血是止血之要。我们取"当归补血汤"之意，常重用黄芪配伍白芍、当归，于补气之中行止血之法。"血见黑则止"，炭类药有止血之功，如地榆炭、大黄炭、贯众炭、诃子炭及升麻炭等。但炭类多为治标之药，不能为了止血过用固涩之品，致瘀血不去，源流不清，于复旧不利。选择炭类药时，多则3味，少则1味，中病即止，不妄固涩。"离经之血即为瘀血"，瘀血阻滞冲任，新血不得归经，导致出血，常选用化瘀止血法，寓化于止，使瘀祛不伤正，血止不留瘀，多选失笑散。从月经的实质考虑，除血液外尚有陈旧性水湿，故在化瘀的同时要酌加利湿之品，如马鞭草、马齿苋、蚕砂、泽兰叶等。另外，针灸止血的疗效也很显著，常选用的止血穴位有隐白、太冲、三阴交、地机、膈俞、断红。断红穴是临床应用止血的要穴，在手背第2、3掌骨间，即八邪之上都穴位取穴。毫针针刺加灸法：常规消毒后，用毫针快速刺入断红穴，进针沿掌骨水平方向刺入1.5～2.0寸，使针感上行至肩，留针20min。起针后灸之，以艾条行雀啄术灸法，灸10～15min，灸时自觉有一股热气至肘者效果佳。

崩漏的治疗，止血是治标，恢复正常月经周期是治本。如以止血为单一目的，不能消除病因，恢复月经周期后，患者可能再次崩漏。临床上我们在止血治疗的基础上，注重病因治疗，"热者寒之""寒者热之""虚则补之""实则泄之""宛陈则除之"，采用中药内服结合中药灌肠、中药封包、针刺、艾灸等外治法的综合治疗手段，达到祛除病因、正本清源的目的。病因祛除，患者体质恢复后，运用调周法使其恢复正常月经周期为治疗崩漏的根本。我们的调周法更注重针药并用。在应用内服中药的同时，加针刺治疗，经期以畅流为主，使经血务必排尽，多选太冲、合谷、血海、地机、膈俞等穴，气血同调，用泄法；经后以滋阴奠基为主，多选足三里、三阴交、气海、关元、照海、三阴交、地机等穴，精血同补，脾肾兼调，用补法；经间排卵期以活血通络促排卵为主，多选足三里、三阴交、气海、关元等穴，平补平泄或选用复方当归注射液于足三里穴注射，促进转化；经前期以补肾助阳为主，多选足三里、三阴交、太溪、肾俞、太冲、大敦等穴，助阳理气，用补法。在针药并用的基础上，酌加中药灌肠、中药封包、药罐等外治法，标本同治，加强治疗效果。

第二节　闭　经

闭经分原发性闭经和继发性闭经。原发性闭经是指女子年逾16周岁，第二性征已发育，但月经尚未来潮；或年逾14周岁，尚无第二性征发育。继发性闭经指已建立月经周期后，停经时间超过6个月，或大于既往3个月经周期。中西医同名，中医中有"女子不月""月事不来""血枯""血隔"之称。

一、诊断

（一）中医诊断

病史：了解停经前月经情况，如月经初潮、周期、经期、经量、色质等情况。停经前有无诱因，如精神刺激、学习紧张、环境改变、药物影响、近期分娩、宫腔手术及疾病史。经闭时间，经闭后出现症状。原发性闭经需了解生长发育情况、幼年时健康状况、同胞姐妹月经情况等。

临床表现：女子已逾 16 周岁未有月经初潮；或月经初潮 1 年余，或已建立月经周期后，现停经已超过 6 个月，注意有无周期性下腹痛、头痛及视觉障碍，有无溢乳、厌食、恶心等，有无体重变化、畏寒或潮热，或阴道干涩等症状。

全身检查：观察患者体质、发育、营养状况，全身毛发分布，第二性征发育情况。

妇科检查：注意内外生殖器发育情况。

辅助检查：参照西医。

（二）西医诊断

病史：包括月经史、婚育史、服药史、子宫手术史、家族史以及发病的可能起因和伴随症状，如精神心理创伤、环境改变、情感应激、运动性职业或过强运动、营养状况及有无头痛、溢乳等。对原发性闭经者应了解青春期发育情况。

体格检查：检查全身发育状况，包括智力、身高、体重，第二性征发育情况，有无体格发育畸形，甲状腺有无肿大，乳房有无溢乳，皮肤色泽及毛发分布。对原发性闭经、性征幼稚者还应检查嗅觉有无缺失。

妇科检查：内外生殖器发育情况及有无畸形；已婚妇女可通过检查阴道及宫颈黏液了解体内雌激素的水平。

辅助检查：有性生活史的妇女出现闭经，必须首先排除妊娠。

原发性闭经与继发性闭经诊断流程见图 1 和图 2。

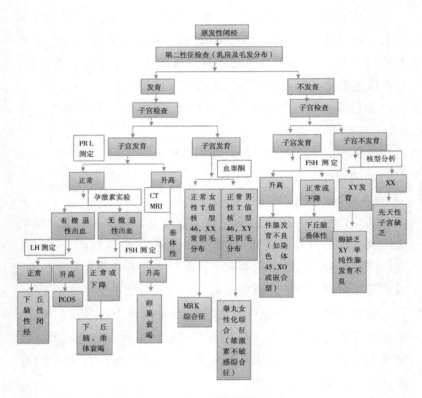

图 1　原发性闭经诊断流程

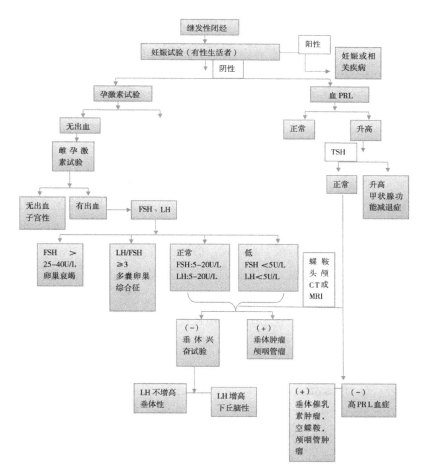

图2 继发性闭经诊断流程

二、病因病机

月经的产生是脏腑、天癸、气血、冲任协调作用于胞宫的结果。肾-天癸-冲任-胞宫轴的任何一个环节发生功能失调都可能导致血海不能满溢,致月经不潮。究其原因不外虚、实两端,故前贤有"血枯""血闭"之分。虚者肾气不足,冲任不充;或肝肾亏虚,精血不足;或脾胃虚弱,气血乏源;或阴虚血燥,血海空虚,无血可下,而致闭经。实者,多为气血因寒、湿、痰、气所滞,冲任不通,血海阻隔,经血不得下行而成闭经。本病虚、实两端皆可见寒。

如经期、产后血室正开,寒邪客于胞宫,或临经涉水,寒邪外袭,或过用寒凉之品,或久病伤阳,寒从内生,血为寒凝,冲任瘀滞,胞脉阻隔,经水不得下行,而成闭经。如《妇人大全良方》云:"寒气客于血室,以致血气凝滞。"

又或脾胃素虚,或饮食劳倦,或忧思过度,损伤心脾,营血不足;或大病、久病,或吐血、下血、堕胎、小产等数脱于血,或哺乳过长过久,或患虫疾耗血,以致血虚气弱,冲任血海空乏,胞宫无血可下,遂致闭经。如《兰室秘藏》云:"妇人脾胃久虚,或形体消瘦气血俱衰,而致经水断绝不行。"

三、诊断要点

临床表现:女子16周岁,月经未行。或以往月经正常,突然闭经,数月不行,小腹疼痛拒按,得热痛减。四肢不温,面色青白;舌紫暗,或边有瘀点,脉沉涩。或月经周期延后,量少,色淡质稀,渐致闭经,神疲乏力,头晕眼花,心悸气短,面色萎黄或黄褐斑,唇色淡红;舌质淡,苔少或薄白,脉沉缓或细弱。

证候分析:经期产后摄护不当,感受寒邪,寒邪客于胞宫,或过用寒凉之品，或久病伤阳，寒从内生，血为寒凝，冲任瘀滞，胞脉阻隔，经水不得下行，而成闭经。冲任、胞宫阻滞不通，不通则痛，则见小腹疼痛拒按，血得热则行，通则痛缓，故得热痛减。寒邪侵袭，失于温煦，则见四肢不温，面色青白；舌紫暗，或边有瘀点，脉沉涩。

　　脾胃素虚，或饮食劳倦，或忧思过度，损伤心脾，营血不足；或大病、久病，或吐血、下血、堕胎、小产等数脱于血，或哺乳过长过久，或患虫疾耗血，以致血虚气弱，冲任血海空乏，胞宫无血可下，遂致闭经。

　　四、治疗方案

（一）西医治疗方案

（1）病因治疗：有诱因或病因的患者去除诱因、病因后可恢复月经。

（2）激素治疗见表1。

表1　激素治疗方案

闭经类型		卵巢功能	E	P	T	FSH LH	PRL
下生殖道、子宫		正常	卵巢功能正常，不用激素治疗				
卵巢性		无功能	↓			↑	
垂体性		没刺激起来	↓				
中枢-下丘脑性	缺乏	没刺激起来	E+P 周期序贯				
	失脉冲	失调、无排卵	—	↓	P 周期治疗		
高 PRL		抑制	↓	溴隐亭			
PCOS		失调、无排卵	—	↓	P 周期治疗，抗高雄（达英-35）		

·

（二）中医治疗方案

1. 辨证论治

（1）寒凝血瘀证：

临床表现：以往月经正常，突然闭经，数月不行，小腹疼痛拒按，得热痛减，四肢不温，面色青白；舌紫暗，或边有瘀点，脉沉涩。

治法：温经祛寒，活血通经。

方药：温经汤（《妇人大全良方》）。

温经汤：人参，当归，川芎，白芍，肉桂，莪术，丹皮，甘草，牛膝。

方解：肉桂温肾祛寒通经；当归、川芎、白芍养血活血；人参益气温经；莪术、丹皮、牛膝活血化瘀止痛，牛膝引药下行；甘草调和诸药，白芍、甘草缓急止痛。

腹痛甚者，加乳香、没药；小腹冷痛者，加小茴香、艾叶、吴茱萸；四肢不温者，加附子、细辛以温阳散寒；因肾阳不足引起闭经，或四肢不温，白带清冷，腰膝酸软者，用右归丸（《景岳全书》）。

（2）气血虚弱证：

临床表现：月经周期延后，量少，色淡质稀，渐致闭经，神疲乏力，头晕眼花，心悸气短，面色萎黄或黄褐斑，唇色淡红；舌质淡，苔少或薄白，脉沉缓或细弱。

治法：益气健脾，养血调经。

方药：人参养荣汤（《太平惠民和剂局方》）。

人参养荣汤：白芍，当归，陈皮，黄芪，桂心（去粗皮），人参，白术（煨），甘草（炙），熟地，五味子，茯苓，远志（炒）。

方解：方中人参、白术、茯苓、甘草（炙）为四君汤，健脾益气；当归、白芍、熟地为四物汤，减川芎养血活血；桂心温阳通经；远志、五味子养心安神；陈皮健脾理气，防滋腻太过。

如出现神情淡漠，阴道干涩，毛发脱落，性欲减退，生殖器官萎缩，此乃精血亏败，肾气虚惫，酌加仙茅、仙灵脾、鹿角霜、紫河车，以温补肾阳，填精补血。

2. 中成药

（1）乌鸡白凤丸：口服，6g/次，1 日 2 次。

（2）妇科再造丸：口服，10 粒 / 次，1 日 2 次，按疗程服用。

（3）滋肾育胎丸：口服，5g/次，1 日 3 次。

3. 中医外治法

（1）针刺：取穴关元、天枢、归来、气海、足三里、三阴交、腰阳关、关元俞、血海。关元、天枢直刺 1.0～1.5 寸，捻转补法，使腹部有胀感，或用烧山火法使腹部有温热感；归来直刺 0.5～1.0 寸，关元俞宜刺 1.5～2.0 寸，补法，局部胀重感；三阴交直刺 1.0～1.5 寸，提插之平补平泻法，局部酸胀感或针感向上下放散。留针 20min，间歇行针。

（2）艾灸：艾灸下腹部，或隔姜灸神阙，或灸三阴交。

（3）耳针：取双子宫、心、肾、脾、神门、内分泌、皮质下贴耳穴。

（4）药棒按摩：取穴三阴交、腰阳关、足三里、血海等。

（5）穴位注射：红花注射液或丹参酮或当归注射液，注射血海、三阴交、腰阳关、关元俞等。

（三）调护

（1）经期避免涉水、感寒或过食生冷；重视经期、产褥期卫生；积极治疗引起闭经的原发性疾病，保持精神舒畅，注意劳逸结合，重视经期、产褥期卫生及保养；注意保暖，饮食有节；红糖生姜汤口服。

（2）药膳：

·当归、生姜各 25g，羊肉块 500g，桂皮、调料各适量。各味水煎至肉烂熟即可，吃肉喝汤，功能温经化瘀，调经。

·小茴香 15g，生姜 20g，红糖 30g。水煎饮服，功能温经散寒，化瘀。

·桂皮 6g，山楂肉 10g，红糖 50g。水煎温饮，功能温经散寒，化瘀。

五、疾病转归与预后

闭经的预后根据病情严重程度而有所不同。若病情单一，病程短，一般预后稍好，月经可行；若病因复杂，涉及多脏腑，则难以调治，疗效不佳。若闭经久治不愈，可致不孕症、性功能障碍、代谢障碍及心血管病等其他疾病。

六、现代名家经验

裘笑梅根据多年临床实践，将闭经分为气血虚弱、气滞血瘀、冲任不足、阴虚内热和风寒凝结 5 个主要证型。对于风寒凝结型以温经散寒为大法，方选温经汤加减。在辨证论治的基础上注意以下 3 点：①强调调理脾胃：脾胃为后天之本，气血生化之源，脾胃有伤，内脏失养，血海失充，遂成闭经。裘笑梅不仅在治疗气血虚弱型闭经过程中运用补益脾胃法，他症也往往随症加入健脾和胃药，如陈皮、山楂、神曲、鸡内金之类，在善后阶段多以六君子汤、归脾汤调理。②重视疏肝解郁：情志不遂，导致脏腑功能紊乱，是引起闭经的重要一环。裘笑梅多选用逍遥丸、乌药散，或于其他方剂中加入柴胡、橘络、八月札、白蒺藜、大麦芽、川楝子、延胡索、香附等药，以疏肝解郁。③灵活应用活血化瘀法：适用于气滞血瘀实证，在其他类型也可灵活应用。可在补药中加入活血化瘀药，寓攻于补。亦可先行补养，待正气恢复再应用活血化瘀药，先补后攻。

卓雨农认为闭经的发生系因冲任不调，胞脉闭塞，营阴暗耗，气血不足。临证分 2 类 8 证。2 类者即虚、实。虚证可分为血虚、脾虚、劳损、胃热 4 证；实证可分为风寒、气郁、痰阻、血瘀 4 证。卓老认为在闭经的过程中当首辨虚实。凡属一切无胀无痛无阻无隔而月经久不至者属血枯经闭之候。滞者可通，枯者不可通。对于风冷凝滞者宜温寒引滞行血，予自制温经汤治之，药用当归、川芎、桂心、芍药、莪术、党参、牛膝、甘草。

夏桂成认为闭经的主要原因在于肾阴不足，癸水不充，因此解决肾阴不足、提高癸水水平是治疗闭经的主要方法，但具体应用时应该与养血、降火、宁心安神、补阳相结合。治本之法在于调经，调经的根本是调周。夏桂成从整体出发，结合卵巢周期变化的规律，调整天癸阴阳间的平衡，使失调的心－肾－子宫生殖轴之间的功能协调、阴阳平衡，月经周期重新建立，月经才能按正常来潮，达到治疗的目的。

七、病案举例

李某，35 岁，已婚。

主诉：月经稀发 2 年余，停经 6 个月。

患者 2 年前因怀孕 40 日行人工流产，术后出现月经稀发，2～3 个月一行。经外院用西药行人工周期后月经按时来潮，现停人工周期 6 个月至今未来月经，末次月经来潮为 2012 年 12 月 10 日，怀孕 2 次，生产 1 次，人工流产 1 次。2013 年 5 月 18 日来我院初诊，症见怕冷，耳鸣，腰膝酸软，性欲淡漠，纳差，二便调；舌质淡红，苔薄白，脉弦细。检查内分泌示：促卵泡激素（follicle stimulating hormone，FSH）48.3IU/L，黄体生成素（luteinizing hormone，LH）30.15IU/L，催乳素（prolactin，PRL）5.8ug/L，雌二醇（estradiol，E_2）200pmol/L，孕酮（progesterone，P）5.2nmol/L，睾酮（testosterone，T）1.12nmol/L。

西医诊断：卵巢早衰。

中医诊断：闭经。

证型：脾肾亏虚，肝郁血瘀，胞宫失养。

治法：补肾健脾，疏肝养血活血。

方药：妇科调经1号方（出于贵阳中医学院第二附属医院何成瑶教授经验方）：鹿角霜、巴戟天、枸杞子、杜仲、菟丝子、熟地、当归、覆盆子、黄芩、苏梗、砂仁、大枣、甘草等。14剂，水煎服，2日1剂，1日3次。

6月22日二诊，药已服完，患者诉月经仍未来潮，已不怕冷，腰膝酸软减轻，仍性欲淡漠，纳眠可，二便调；舌淡，苔薄白，脉弦。治疗以补肾活血调经为本，继服上方28付，水煎服，2日1剂。

8月24日三诊，药已服完，患者共治疗3个月，诉停药后于8月20日月经来潮，色淡红，量少，少许血块，偶感下腹隐痛。现为月经第5日，余无不适，唯舌淡，苔薄白，脉弦。考虑患者月经来潮后，血海空虚，为阴长期，以补益气血，助阴为主，故继补肾健脾调经为法，妇科调经1号方加味。

鹿角霜、巴戟天、枸杞子、杜仲、菟丝子、熟地、当归、覆盆子、黄芩、苏梗、砂仁、大枣、甘草、川芎、仙灵脾、肉苁蓉、丹皮、赤芍等。7剂，水煎服，2日1剂。

嘱患者调情志，适寒温，保持外阴清洁干燥，多运动，禁房劳多产，禁辛辣饮食。随诊。

　　按：卵巢早衰是指已建立规律月经的妇女，40 岁以前由于多种原因而致卵巢功能衰竭，常伴有促性腺激素水平上升和雌激素水平下降，临床表现为月经推后、月经量少，甚至闭经，不同程度潮热多汗、阴道干涩、性欲下降等绝经前后症状。本病病因与发病机制尚不清楚，属妇科疑难病，治疗颇为棘手。卵巢早衰是一个较长期发展的病理过程，是卵巢功能减退渐至衰竭的最终结局，也是中医学肾阴阳精血亏损的严重结果。如《黄帝内经·素问·五常政大论》曰："阴精所奉其人寿，阴精所降其人夭。"《景岳全书》又云："及其甚也，则四脏相移，必归脾肾""五脏之伤，穷必及肾，此源流之必然，即治疗之要着"。因肾主生殖，经水出诸肾，脾为气血生化之源，经血同源，卵巢早衰主要表现为闭经，故肾脾亏虚是卵巢早衰的病机特点。同时，由于卵巢早衰病程长，治疗困难，并见不孕、阴道干涩、性冷淡等症，常导致夫妻关系紧张，家庭生活不和谐。因此，患者易肝气郁结且贯穿本病始终。无论肾脾亏虚或肝气郁结，均可致虚滞不通或气滞不畅而出现血瘀。治疗宜补肾培土，先后天同调，未病先防，病愈防复。

　　何成瑶教授为国家级名老中医，其经验方妇科调经 1 号方由《丹溪心法》之五子衍宗丸（枸杞子、菟丝子、覆盆子、五味子、车前子），《景岳全书》之右归丸，《太平惠民和剂局方》之四君子汤（党参、白芍、茯苓、甘草），《仙授理伤续断秘方》之四物汤（地黄、当归、白芍、川芎），《医学启源》之生脉散（党参、麦冬、五味），《续名医类案》之一贯煎（当归、地黄、枸杞子、北沙参、麦冬、川楝子）化裁而来。五子衍宗丸益肾填精，主治肾虚不孕。右归丸温补肾阳，填精益髓，主治肾阳虚弱，命门火衰之证。肾为水火之脏，内寄命门之火，为元阳之根本。

四君子汤益气健脾，主治脾胃气虚证。脾胃为后天之本，气血生化之源，脾胃气虚，受纳与健运乏力。四物汤补血调血，主治营血虚滞证，是补血调经的基础方。生脉散益气生津，敛阴止汗，主治气阴两虚之证。一贯煎滋阴疏肝，主治肝肾阴虚证，肝藏血，主疏泄，体阴而用阳，喜条达而恶抑郁。基于肾藏精，先天之本，脾主运化，气血生化，后天之本，肝藏血主疏泄，精血同源，并受张介宾"善补阳者，必于阴中求阳，则阳得阴助而生化无穷。善补阴者，必于阳中求阴，则阴得阳升而泉源不竭""善治精者，能使精中生气。善治气者，能使气中生精"思想的启迪，用鹿角霜、巴戟天、杜仲、菟丝子、覆盆子培补肾中元阳，温里祛寒。即王冰所谓："益火之源，以消阴翳。"然肾为水火之脏，内寓元阴元阳，枸杞子、麦冬、熟地、阿胶、白荷、五味滋阴益肾疏肝。当归、白芍、熟地是四物汤化裁而来，为补血调经的基础方，熟地、白芍阴柔补血之品（血中血药）与辛香之当归（血中血药）相配，动静相宜，补血而不滞血，行血而不伤血，温而不燥，滋而不腻，成为补血调血之良方。党参、白术、甘草是四君子汤化裁而来，益气健脾，气血生化有源。大枣助补中益气，养血安神。黄芩、苏梗、砂仁清热健脾。诸药合用，有补肾健脾，疏肝养血调经之功效。

闭经一证，病因复杂，病程冗长，病多顽固，治疗棘手，多采用中西医结合的方法治疗本病。

对于生殖器畸形（如处女膜闭锁、阴道横隔或阴道闭锁等）、人工流产后宫颈或宫腔粘连（又称为 Asherman 综合征）患者，采用以手术治疗为主、中医治疗为辅的治疗方案。多在手术之后，予中医干预。如 Asherman 综合征，在术后应用宫内节育器及口服激素预防再次粘连的同时，多予中药内服填精补肾，活血通络，促进子宫内膜生长，临床多选归芍地黄汤、二至地黄汤等滋阴奠基方，酌加紫河车、龟板、鹿角胶、阿胶等血肉有情之品通补奇经，以资化源。

治疗第二性征发育不良的原发性闭经，多从先天入手，以补肾为大法。临床补肾则肾阴肾阳双补，温肾益精同用，先天后天兼顾，脾肾同治，药多选仙灵脾、仙茅、阳起石、锁阳、党参、黄芪、当归、熟地等，同时予温针灸，选肾俞、命门、子宫、关元、气海、足三里、三阴交等穴，补法，则后天气血充实，先天肾气旺盛，任通冲盛，月事得下。

对于因精神因素、神经性厌食所致的闭经，从《黄帝内经》"二阳之病发心脾，有不得隐曲，女子不月"之意，多从心脾论治。思虑过度，损伤心脾，脾虚化源不足，冲任失养，心气不足，不能奉心而化赤为血，而致形体消瘦及月经量少，甚至经闭者，选用归脾汤、天王补心丹、补中益气汤等治疗本病。针灸多选神门、足三里、三阴交、太冲、合谷等穴，泄法，使脾胃充实，心气得下，月事来潮。

对于因排卵障碍而导致的闭经，在应用促排卵药物的同时，予中医审症求因，辨证论治。肾气充盛，肝疏泄有度，是卵子发育与排卵的前提，故治疗上以补肾疏肝为大法。但又有很多因素会影响到排卵，如痰湿、瘀血，故在补肾疏肝的基础上也应酌情考虑化痰利湿，活血通络等，临床上常在益肾疏肝促排卵方药的基础上，酌加桃仁、红花、泽兰叶、苍术、香附、黄芪、皂角刺等药，以促进卵子排出。

历代前贤在治疗闭经时都重视活血化瘀，认为闭经是"胞脉闭也"之故。明代医家张景岳将闭经分为"血枯""血隔"两类，虚实可别。我们在临床上除辨证分析外，也结合现代医学手段应用活血化瘀法。如子宫内膜厚度在 0.8cm 以下，甚至 0.5cm 以下，多以补法为先，填补血海冲任，有血可下再予通瘀，避免血海空虚，妄加通利，使正气受损，犯虚虚之戒。如长时间月经未潮，子宫内膜增厚，又有小腹坠胀等月经来潮之先兆者，应因势利导，活血通利，但又不可一味猛攻，恐下血太多，损伤正气，必于降中寓升。

第三节　痛　经

痛经是指妇女正值经期或经行前后出现周期性的下腹疼痛，或伴腰脊酸痛，影响正常工作及生活。本病属于中医学"痛经""月水来腹痛""经行腹痛""经期腹痛"范畴，根据病因分为原发性痛经与继发性痛经。原发性痛经指盆腔无器质性病变的痛经，多发于青春期少女初潮后 1～2 年内，也称功能性痛经；继发性痛经指经检查有盆腔炎、子宫内膜异位症、子宫腺肌病等，也称器质性痛经，多见于育龄期妇女。

一、诊断

（一）中医诊断

病史：伴随月经周期规律性发作的以小腹痛为主症，或有经量异常、不孕、放置宫内节育器、盆腔炎等病史。

临床表现：腹痛多发生在经潮前 1～2 日，行经第 1 日达高峰，可呈阵发性疼痛、痉挛性疼痛或胀痛，常伴下坠感，严重者可放射到腰骶部、肛门、阴道、股内侧，甚至可见面色苍白、出冷汗、手足发凉等晕厥现象。

妇科检查：无阳性体征者属于功能性痛经；盆腔粘连、包块、结节或增厚者，可能是盆腔炎症、子宫内膜异位症所致。

部分患者可见子宫体极度屈曲或宫颈口狭窄。

辅助检查：超声检查、腹腔镜检查、宫腔镜检查、子宫输卵管碘油造影有助于明确痛经病因。

（二）西医诊断

原发性痛经：经行腹痛，在青春期多见，常在初潮后 1～2 年内发病；妇科检查无异常发现。

继发性痛经：主要因患有子宫腺肌病或子宫内膜异位症所致，多发生于育龄期妇女，经常在初潮后数年方出现症状。妇科检查有异常发现，符合子宫内膜异位症、子宫腺肌病表现。①子宫内膜异位症：疼痛（痛经、慢性盆腔痛、性交痛等）、不孕。妇科及相关辅助检查协助诊断。②子宫腺肌病：逐渐加重的经行腹痛，妇科检查及相关辅助检查协助诊断。病理诊断是诊断子宫腺肌病的金标准。

二、病因病机

中医对疼痛的主要病机概括为"不荣则痛""不通则通"。痛经的病位在子宫、冲任，其之所以伴随月经周期而发，又与经期及经期前后特殊生理状态有关。经期前后，血海由满而溢，气血由盛实而剧虚，子宫、冲任气血变化剧烈，易受致病因素干扰，导致子宫、冲任气血运行不畅或失于温养，不通或不荣而痛。其病因有气、寒、瘀、湿、虚诸端，而与寒关系密切。

如经期产后，感受寒邪，或过食寒凉生冷，寒客冲任，与血相搏，以致子宫、冲任气血失畅。或禀赋阳虚，阴寒内盛，冲任虚寒，致使经水运行迟滞，均可致瘀血内生，经前、经期气血下注冲任，子宫气血更加壅滞，"不通则痛"。正如《傅青主女科》云："夫寒湿乃邪气也，妇人有冲任之脉居于下焦……经水由二经而外出，而寒湿满二经而内乱，两相争而做疼痛。"

三、诊断要点

临床表现：经前或经期小腹冷痛拒按，得热痛减，月经或见推后，量少，经色暗而有瘀块，面色青白，形寒肢冷；舌暗，苔白，脉沉紧。或经期经后小腹冷痛，喜按，得热则舒，经量少，经色暗淡，腰腿酸软，小便清长；苔白润，脉沉。

证候分析：感受寒邪，寒邪客于胞宫，或临经涉水，寒邪外袭，或过用寒凉之品，或久病伤阳，寒从内生。血为寒凝，气血运行不畅，冲任、胞宫阻滞不通，经前、经期气血下注冲任，子宫气血更加壅滞，不通则痛，则见经行腹痛，拒按，血得热则行，故得热痛减。血为寒凝，瘀血内生，血不得下，则见月经或见推后，量少，经色暗而有瘀块。寒邪侵袭，失于温煦，则见四肢不温，面色青白。腰为肾之府，肾阳虚衰，腰腿酸软，膀胱失于温煦，则见小便清长；舌暗，苔白，脉沉紧。

四、治疗方案

（一）西医治疗方案

原发性痛经：一般治疗应重视心理治疗，保证充足的休息和睡眠、规律而适度的锻炼，戒烟。药物治疗：前列腺素合成酶抑制剂（如布洛芬等）、口服避孕药。

继发性痛经：治疗目的是减少和消除病灶，缓解并消除疼痛，改善和促进生育，减少和避免复发。治疗方法可分为手术治疗、药物治疗（口服避孕药、高效孕激素、雄激素衍生物、促性腺激素释放激素激动剂）、介入治疗以及辅助生育治疗等。

（二）中医治疗方案

1.辨证论治

（1）实寒证：

临床表现：经前或经期小腹冷痛拒按，得热痛减，月经或见推后，量少，经色暗而有瘀块，面色青白，形寒肢冷；舌暗，苔薄白，脉沉紧。

治法：温经散寒，化瘀止痛。

方药：少腹逐瘀汤（《医林改错》）加减。

少腹逐瘀汤：小茴香，干姜，延胡索，没药，当归，川芎，肉桂，赤芍，蒲黄，五灵脂，苍术，茯苓。

方解：方中肉桂、小茴香、干姜温经散寒除湿；当归、川芎、赤芍养血活血化瘀；延胡索、五灵脂、蒲黄、没药化瘀止痛；苍术燥湿化浊；茯苓健脾渗湿。

若痛甚而厥，症见手足不温或冷汗淋漓，为寒邪凝闭阳气之象，宜于方中加附子，以温壮阳气而运血行。若块下痛止明显，加三七粉、血竭粉。

（2）虚寒证：

临床表现：经期经后小腹冷痛，喜按，得热则舒，经量少，经色暗淡，腰腿酸软，小便清长；苔白润，脉沉。

治法：温经暖宫止痛。

方药：温经汤（《金匮要略》）加附子、艾叶、小茴香。

温经汤：吴茱萸，当归，芍药，川芎，人参，生姜，麦冬，半夏，丹皮，阿胶，甘草，桂枝。

方解：方中吴茱萸、桂枝温经散寒，兼通血脉以止痛；当归、川芎养血活血调经；阿胶、麦冬合当归养血益阴；丹皮化瘀行血；芍药、甘草缓急止痛；人参益气；生姜、半夏和中。加附子、艾叶、小茴香以增强温肾暖宫，散寒止痛之效。

若手足不温，面色青白，舌质淡嫩，去麦冬、阿胶，以防其阴柔碍阳滞血。若肾阳虚甚，腰部冷痛，加仙灵脾、巴戟天、鹿角霜。

（注：针对妇科痛证，均可加芍药甘草汤缓急止痛。治疗痛经在经前1周用药最佳，需加大温经散寒，活血化瘀之力，根据虚实不同加药。其余时期可在辨证基础上采用周期规律，经后期配以滋养阴血，经前期兼以补肾阳。）

2. 中成药

（1）妇科再造丸：口服，10粒／次，1日2次，经前1周开始服用。

（2）定坤丹：口服，7g／次，1日2次，连用3个月。

（3）滋肾育胎丸：口服，5g／次，1日3次，连用3个月。

3. 中医外治法

（1）中药灌肠：予贵阳中医学院第二附属医院妇科温经通阻方，药用巴戟天、蛇床子、三棱、莪术、赤芍、乌药、香附、延胡索、刘寄奴、徐长卿、水蛭、桂枝、鸡血藤、皂角刺、麻黄、细辛等。1日1付，1日1次，10次为1个疗程。

巴戟天、蛇床子温阳暖宫，麻黄、细辛、乌药、香附温经散寒，三棱、莪术、赤芍、刘寄奴、水蛭、鸡血藤、皂角刺活血化瘀。

（2）针刺：常用穴位为关元、中极、三阴交、血海、子宫、次髎、命门、阴陵泉。虚证用补法或针后加艾灸，实证用泻法。

（3）耳针：可取双子宫、卵巢、内分泌、皮质下、神门、交感、脾、肾等。

（4）艾灸：取穴关元、中极、气海、三阴交、神阙。或隔姜灸神阙。

（5）药棒按摩：取穴三阴交、腰阳关、足三里、血海等。

（6）穴位注射：红花注射液或丹参酮或当归注射液注射血海、三阴交、腰阳关、关元俞等。

（7）中药塌渍并电磁波照射下腹部或腰部，温经散寒、通络止痛；药罐拔腰部（1日1次，经前及经期为主）。中药塌渍及药罐中药均予中药塌渍方，1日1剂，塌渍下腹部1日1次。

（8）中药穴位贴：贴足三里、三阴交、神阙、阴陵泉等，穴贴方同口服方，制成膏药，隔日1次。

（9）推拿：用按、压、擦、摩等手法作用于肾俞、八髎、气海、关元等穴，治疗原发性痛经。

（三）调护

（1）注意精神、神志调养。青春期女子应消除经前恐惧心理，学习有关女性生理卫生知识。注意饮食，起居有常。经期多增强营养，补充维生素和矿物质。注意经期卫生及产后摄生保健。经期服用生姜红糖水。

（2）药膳：

·当归、生姜各25g，羊肉块500g，桂皮、调料各适量。各味水煎至肉烂熟即可，吃肉喝汤，功能温经化瘀，调经止痛。

·小茴香15g，生姜20g，红糖30g。水煎饮服，功能温经散寒，化瘀止痛。

·桂皮6g，山楂肉10g，红糖50g。水煎温饮，功能温经散寒，化瘀止痛。

五、疾病转归与预后

中医治疗痛经疗效显著。对于原发性痛经，经及时、有效治疗多能痊愈；继发性痛经病程较长，缠绵难愈，但经中医治疗多能缓解症状，如能坚持治疗，亦有痊愈之机。

六、现代名家经验

郭志强自拟瘀脱膜止痛汤治疗痛经，经前1周及经期服用。组成：附子（炮，先煎)10g，肉桂10g，五灵脂（包)10g，蒲黄（包）10g，三七粉（分冲）5g，三棱 10g，莪术 10g，当归 10g，赤芍、白芍各 10g，益母草 15g，木香 10g，延胡索 12g，川续断 15g，枳壳 6g。行经期服用 3 ~ 7 剂，1 日 1 剂，水煎分服。腰酸明显者，加入杜仲 15g，狗脊 10g，桑寄生 15g，补骨脂 10g；小腹冷痛明显者，加入艾叶 10g，鹿角片（先煎）10g，以温阳祛寒；大便溏者加入白术（炒）25g，党参 15g，以健脾益气，温运中阳；腹痛剧烈，甚则昏厥，四肢冰冷者，加人参 10g，琥珀粉 2g，乳香、没药各 6g。非经期根据兼症酌情选用金匮肾气丸、艾附暖宫丸、乌鸡白凤丸、逍遥丸等以调节整体机能。

夏桂成临床运用调周法治疗原发性痛经时抓住两个关键时期，即排卵期和经前期，其治疗重点尤在排卵期。排卵期的生理特点是重阴必阳，阴向阳转化的时期。故在此期促进阴阳转化，维持高温相的时间与形式，阳足则助瘀浊排清，经行通利，通利则不痛，较之行经期用化瘀止痛药为佳。其经间排卵期常用方为补肾促排卵汤加减。组成：丹参 10g，赤芍、白芍各 10g，淮山药 10g，山萸肉 9g，丹皮 10g，茯苓 10g，川续断 10g，菟丝子 10g，杜仲 10g，五灵脂 10g，紫石英（先煎）10g，红花 9g。方中以归芍地黄汤为基础，血中养阴，以使肾阴充实，癸水高涨；川续断、菟丝子、杜仲、紫石英温补肾阳；五灵脂、红花行气活血以促排卵。

许润三治疗青春期痛经以补肾健脾，养血生精为重要方法。方一组成：党参 15g，当归 30g，川芎 10g，蒲黄（生）15g，五灵脂 10g，益母草 20g，枳实 15g，赤芍 15g，三七粉 3g；方二组成：黄芪（生）50g，三七粉 3g，赤芍 10g，川芎 10g，莪术 10g，蒲公英 20g，白人参 30g，鹿角片 20g，藏红花 3g。黄芪（生）有益气活血之功，是许老治疗痛经等妇科疾病的常用药，用量可 30 ~ 100g；党参有补气行滞的作用，人参大补元气，用于虚象较明显的患者。

王子瑜治疗子宫内膜异位症，以活血化瘀为主，方药选异位痛经丸加减。组成：丹参、桃仁、元胡、莪术、水蛭、乌药、乳香、没药、肉桂等10余味。寒凝血瘀为主者，多加用桂枝、肉桂、干姜、川乌、小茴香、吴茱萸等温经散寒之品。痛经较剧烈者，加蟛蚰粉、急性子、血竭粉、琥珀粉、元胡粉；腰疼或腰酸，加菟丝子、杜仲、枸杞子、续断、牛膝。

七、病案举例

郭某，19岁，未婚。

主诉：经期腹痛3年。

12岁月经初潮，周期尚准，量中，无痛经，平素怕冷。16岁1次剧烈运动后饮冷，此后每逢经期小腹及腰骶刺痛，伴经血夹块、色暗，块下则痛减，腰腹喜温。末次月经在2013年1月31日来潮，于2013年2月2日初诊。症见月经量少、夹块、色暗，恶寒，四肢冰凉，下腹刺痛，痛甚时伴干呕，得热痛减，四肢冰凉；舌暗，苔薄白，脉沉紧。

辅助检查：子宫附件B超未见异常。

西医诊断：痛经。

中医诊断：痛经。

证型：寒凝血瘀。

治法：温经散寒，化瘀止痛。

方药：少腹逐瘀汤（《医林改错》）合温经汤（《金匮要略》）加减。

当归15g，赤芍15g，白芍20g，川芎10g，丹参15g，元胡20g，肉桂8g，桂枝10g，蒲黄（炒）10g，枳壳10g，法半夏6g，吴茱萸8g，菟丝子25g，杜仲15g，肉苁蓉15g，甘草（炙）6g

5 付，水煎服，1 日 1 剂。

双氯芬酸钠栓 1 颗，外用塞肛，1 日 1 次。

中医特色疗法：针刺关元、中极、三阴交、血海。艾灸、隔姜灸神阙，温针灸关元、中极、气海、三阴交、子宫。

二诊在 2 月 8 日，患者服药后小腹疼痛得以缓解，经血血块下后量增多，色仍暗。5 日净。现未诉特殊不适。继予温经汤合少腹逐瘀汤加减化裁。

当归 15g，赤芍 15g，白芍 15g，川芎 10g，丹参 15g，香附 10g，玫瑰花 15g，黄芪 20g，菟丝子 25g，杜仲 15g，肉苁蓉 15g，熟地 20g，淫羊藿 15g，白术 12g，桂枝 10g，甘草（炙）6g

7 付，水煎服，1 日 1 剂。

如此用药至月经来潮，疼痛未作。

按：患者平素阳气亏虚，又因摄身不慎，冒感寒邪，内外之寒邪客于胞宫，则血为寒凝，气血运行不畅，冲任、胞宫阻滞不通。而经前、经期气血下注冲任，子宫气血更加壅滞，不通则痛，故见经行腹痛，拒按，血得热则行，故得热痛减。血为寒凝，瘀血内生，血不得下，则见月经量少，夹块、色暗。另寒邪横逆犯胃，胃气上逆则可见干呕。另寒邪侵袭，失于温煦，则见四肢不温，而舌暗，苔薄白，脉沉紧。综上所辨，此案乃寒凝血瘀型痛经，故方选用温经汤合少腹逐瘀汤加减化裁。方中当归、赤芍、川芎、丹参活血养血，配以蒲黄（炒）活血化瘀，以使瘀血得去、新血得生；另辅以元胡、枳壳理气止痛，白芍酸敛而缓急止痛。再遣肉桂、桂枝、菟丝子、杜仲、肉苁蓉以补肾助阳，温经活血，佐法半夏合吴茱萸以暖肝降逆以止呕。患者服药后，块下痛减，经痛得缓。二诊时患者月经已净，此时守补肾温经，活血通络之法，以四物汤为主方，另投补肾健脾，活血温经之药以调之。待到经前 1 周起，依因势利导之法，处以活血化瘀，温经理气之法，如是调周则命门火渐旺，寒邪得化，经前、经期血行顺畅则腹痛可除。

痛经一证，中医疗效确切，贵阳中医学院第二附属医院妇科应用内服中药联合中医外治法，其对原发性痛经多可治愈，继发性痛经可明显缓解症状。我们本着"痛时治标，平时治本"的原则，月经即将来潮或经期，疼痛发作之时，以止痛为主。痛经的疼痛病机可概括为"不通则痛""不荣则通"虚实两种。但单纯虚、单纯实者少，虚实夹杂者多。月经来潮时气血下注冲任血海，胞脉、胞络瘀滞明显，故作疼痛，所以经期活血化瘀为止痛的基本原则。现代女性多脾胃虚弱，致阳气不足，经行产后又多摄护不当，寒邪侵袭，所以在活血化瘀的同时要加温经散寒之品，使血得热行，经来畅通，临床上多选少腹逐瘀汤加减。如经行腹痛剧烈，又非单纯活血化瘀，温经散寒所能及，需加解痉止痛之药，临床多选用全蝎、蜈蚣、地龙、延胡索、山栀子等药。同时结合中医外治法以求速效。先以 75mm 长针针刺秩边，行滞针手法，使针感传向小腹部，患者自觉有触电感者效果佳，得气后留针 20min。再温针灸足三里、三阴交、女福、合谷、太冲，行平补平泻法。同时艾灸下腹部 30min。经后疼痛缓解，审证求因，辨证论治，改善体质，为治本之法。

第四节　绝经综合征

绝经综合征在中医学属于"绝经前后诸证"，是指妇女在绝经前后，围绕月经紊乱或绝经出现明显不适症状，如烘热汗出、烦躁易怒、潮热面红、眩晕耳鸣、腰背酸痛、面浮肢肿、情志不宁等，亦称"经断前后诸证"。古代医籍对本病无专篇记载，多散在见于"年老血崩""脏躁""百合病"等病证中。

一、诊断

（一）中医诊断

病史：40~60岁妇女，出现月经紊乱或停闭；或40岁前卵巢功能早衰；或有手术切除双侧卵巢及其他因素损伤双侧卵巢功能病史。

临床表现：月经紊乱或停闭，随之出现烘热汗出、潮热面红、烦躁易怒、头晕耳鸣、心悸失眠、腰背酸楚、面浮肢肿、皮肤蚁行样感、情志不宁等症状。

妇科检查：子宫大小尚正常或偏小。

辅助检查：绝经过渡期血清FSH > 10U/L，提示卵巢储备功能下降。闭经、FSH > 40U/L且 E_2 < 10pg/mL，提示卵巢功能衰竭。

（二）西医诊断

病史：发病年龄多在45~55岁；或有手术，或接受放疗、化疗，或有其他因素损害卵巢的病史。

近期表现：主要为月经紊乱、自主神经失调症状、血管舒缩功能不稳定及神经精神症状。

远期表现：泌尿生殖功能异常、骨质疏松及心血管系统疾病、阿尔茨海默病。

辅助检查：绝经过渡期血清FSH > 10U/L，提示卵巢储备功能下降。闭经、FSH > 40U/L且 E_2 < 10pg/mL，提示卵巢功能衰竭。氯米芬兴奋试验：月经第5日口服氯米芬，每日50mg，共5日，停药第1日测血清FSH > 12U/L，提示卵巢储备功能降低。根据病史及临床表现不难诊断，实验室检查协助诊断。

二、病因病机

《黄帝内经·素问·上古天真论》云："女子……七七任脉虚，太冲脉衰少，天癸竭，地道不通，故形坏而无子也。"绝经是女性生长衰老的自然规律，多数妇女可顺利过渡。但由于体质、疾病、营养、精神等因素的影响，有些妇女不能很好地调节这一生理变化，导致体内阴阳平衡失调而致本病。本病以肾虚为本，肾的阴阳失调影响到心、肝、脾，其中尤以心主神明和血脉的功能失常为主。女子一生"有余于气，不足于血"，故临床以肝肾阴虚火旺证为多见，但并非无寒，若素体阳虚，或过用寒凉或过度贪凉取冷，可致肾阳虚；若命门火衰而不能温煦脾阳，或劳倦过度，耗损脾阳，出现脾肾阳虚之候。

三、诊断要点

临床表现：妇女在绝经前后出现面色晦暗，黄褐斑，精神萎靡，畏寒肢冷，腰膝酸软，纳呆腹胀，大便溏薄，或经行量多，或崩中漏下，色淡或暗，有块，面浮肢肿，夜尿多或尿频失禁，或带下清稀；舌淡或胖嫩、边有齿痕，苔薄白，脉沉细无力。

证候分析：肾阳疲惫，命门火衰，阳气不能外达，经脉失于温煦，故面色晦暗，精神萎靡，形寒肢冷，腰膝酸冷。肾阳既虚，则不能温煦脾阳，脾失健运，故纳呆腹胀，大便溏薄。肾虚冲任不固，则经行量多或崩中暴下。肾与膀胱相为表里，肾阳虚则膀胱气化无力，而水道莫制，夜尿多或尿频失禁，面浮肢肿；舌质淡或胖嫩，苔薄白，脉沉细无力。

四、治疗方案

（一）西医治疗方案

治疗目标：缓解近期症状，预防远期并发症——骨质疏松症、动脉硬化等老年性疾病。

1. 一般治疗

通过心理疏导，必要时选用适量镇静药以助睡眠。

2. 激素补充治疗（hormone replacement therapy，HRT）

有适应证且无禁忌证时选用，可有效缓解绝经相关症状，从而改善生活质量。

（1）口服药物治疗的具体方案：①单纯雌激素：适用于已切除子宫的妇女；经皮贴雌激素，血栓风险更低。②雌、孕激素序贯用药：适用于有完整子宫、围绝经期或绝经后期仍希望有月经样出血的妇女。③雌、孕激素连续联合用药：适用于有完整子宫、绝经后期不希望有月经样出血的妇女。④连续应用替勃龙、安今益：适合于绝经后不希望来月经的妇女。

（2）阴道局部用药：雌三醇乳膏、普罗雌烯乳膏等可明显改善泌尿生殖道萎缩的相关症状。

（二）中医治疗方案

1. 辨证论治

临床表现：妇女在绝经前后出现面色晦暗，黄褐斑，精神萎靡，畏寒肢冷，腰膝酸软，纳呆腹胀，大便清薄，或经行量多，或崩中漏下，色淡或暗，有块，面浮肢肿，夜尿多或尿频失禁，或带下清稀；舌淡或胖嫩、边有齿痕，苔薄白，脉沉细无力。

治法：温肾扶阳，佐以温中健脾。

方药：右归丸（《景岳全书》）合理中丸（《伤寒论》）

理中丸：党参，白术，干姜，甘草（炙）。

方解：方中附子温补命门之火，以强壮肾气；杜仲、菟丝子温肾补阳；鹿角胶温肾气、养精血、固冲任；熟地、山茱萸、枸杞子补养精血；当归养血活血化瘀；肉桂、干姜温经散寒；党参、白术健脾益气摄血；甘草调和诸药。

若月经量多，崩中漏下，加补骨脂、赤石脂、鹿角霜温阳固冲止血；若便溏者，去当归，加豆蔻温肾止泻；浮肿者，加茯苓、泽泻、白术、黄芪健脾祛湿；纳差腹胀加鸡内金、神曲。

［注：亦可用实脾饮或附子理中丸合四神丸加减治疗；或桂附地黄汤加减，或健固汤加味（党参、白术、茯苓、薏苡仁、巴戟天、山药、砂仁、陈皮、麦芽、法半夏、补骨脂）。有专家认为脾肾合病，脾肾阳虚水湿阻滞者，温补脾肾，利水渗湿，附子理中汤、参苓白术散、金匮肾气丸随选。］

2. 中成药

（1）妇科再造丸：口服，10 粒 / 次，1 日 2 次。

（2）滋肾育胎丸：口服，5g/ 次，1 日 3 次。

（3）定坤丹：口服，7g/ 次，1 日 2 次。

3. 中医外治法

（1）毫针：取穴关元、三阴交、肾俞、中极、脾俞、足三里、子宫。阳虚配气海、命门、复溜、阳陵泉、阴陵泉、水道；纳呆、便溏配中脘、天枢、建里、内关；疲乏、睡眠欠佳配印堂、神庭、神门、四神冲。针用补法，酌情用灸。

（2）耳穴贴压：子宫、卵巢、肾、脾、神门、内分泌、皮质下、心、交感等。每次选用 3 ~ 4 穴，隔日 1 次。

（3）药罐：沿双侧夹脊穴拔罐以调节脏腑阴阳平衡，并针对全身疼痛部位局部拔罐以活血通络止痛，参考贵阳中医学院第二附属医院妇科中药塌渍方。

（4）中药外敷：针对疼痛部位实行中药外敷，或外敷下腹腰髎部温经散寒，方药同口服方。

（5）穴位贴服：更年膏贴服双肾俞、脾俞、足三里、阳陵泉、阴陵泉、命门等。

（6）药棒按摩：双足三里、三阴交、阳陵泉、阴陵泉、肾俞、脾俞。

（7）艾灸：子宫、关元、气海、神阙、足三里、三阴交、血海。

（三）调护

围绝经期是妇女一生必然要度过的一个过程，也是不以人的意志为转移的生理过程。围绝经期妇女应以良好的心态来对待这一生理过程，掌握必要的围绝经期保健知识，保持心情舒畅，多参加体育锻炼，注意劳逸结合，使阴阳气血平和。尚需注意饮食有节，加强营养，增强蛋白质、维生素、钙等的摄入。维持适度的性生活。定期咨询"更年期门诊"并进行必要的妇科检查，以便及时治疗和预防器质性病变。同时饮食上可予杞枣汤：枸杞子、桑葚子、红枣各等份，水煎服，早晚各1次；或用淮山药30g，瘦肉100g，炖汤喝，1日1次。

五、疾病转归与预后

本病病程长短不一，短则几个月或2～3年，严重者可长达10年，应引起足够的重视，施以必要的治疗措施。若长期失治或误治，易发生情志异常、心悸、心痛、贫血、骨质疏松症等。

六、现代名家经验

本病以肾虚为本，治疗上以平调肾中阴阳为主。清热不必过用苦寒，祛寒不宜过于温燥，更不可妄用克伐，以犯虚虚之戒。

国医大师班秀文认为本病的发生是由于肾气衰退，冲任亏虚，对本病的治疗着眼于调气血、治阴阳，治之不离于肾。首辨肾之阴阳。对于肾阴虚者，甘润壮水为主，方选八仙长寿丸、杞菊地黄丸。肾阳虚者，以甘温益气为主，方选肾气丸或济生肾气丸。兼疲惫易汗出者常加党参、太子参、五味子和百合之类；头晕目眩、心悸耳鸣者常加夜交藤、柏子仁、酸枣仁、枸杞子和女贞子等；脾肾阳虚者常选右归丸或附子丸以温肾健脾。同时，妇女以血为本，不论肾阴虚或肾阳虚，都必须照顾到血液的恢复，所以养血活血之当归、鸡血藤，和阳敛阴之白芍、首乌，均为常用之品。

　　何少山认为本病是人体阴阳失调，脏腑功能衰退所致，或始于肝，伤及心脾，累及于肾；或源于肾，累及肝脾，伤及于心。本病肾虚虽然是本，但这是生理现象，自然规律不可逆转，只能推迟，而血虚肝旺是病理现象，可以治疗。在具体治疗中何少山以祖传验方养血清肝汤合甘麦大枣汤化裁，疗效颇佳。基本方：石决明（煅）、桑叶、当归、白芍、绿梅花、淮小麦、甘草（炙）、枸杞子、酸枣仁和大枣。

　　国医大师夏桂成认为本病的前提在于肾衰，天癸竭，但却与天、地、人三个方面的阴阳运动失常有关。天，一方面指自然界的天，天人相应；另一方面指人体先天之本——肾。地指地面上的水土，尤以水为最重要，水在人体指天癸之水。人指人的心理因素与社会因素。在治疗上多采用滋肾清心汤，药用钩藤、莲子心、黄连、紫贝齿、合欢皮、太子参、浮小麦、广郁金、枣仁（炒）、茯苓和丹参，并进行心理疏导和调节。

七、病案举例

　　张某，女，47岁，干部。

　　主诉：月经紊乱伴畏寒便溏3年。

3年来月经紊乱，或3个月一潮，或5个月一至，经来如注，色淡有块；末次月经在2014年4月8日来潮，量多，色淡红，伴轻微腹痛。

2014年4月15日初诊，面色晦暗，畏寒肢冷，腰酸疲乏，下肢微肿，食欲不振，上腹胀满，大便或溏或软，夜尿频，失眠、多梦，动则汗出；舌淡胖、嫩，边有齿痕，苔薄白，脉沉细无力。

辅助检查：妇科B超未见明显异常。

性激素：FSH：52 U/L；LH：35 U/L；$E_2 < 25$ pg/mL。

西医诊断：绝经综合征。

中医诊断：经断前后诸证。

证型：脾肾阳虚。

治法：温肾扶阳，佐以温中健脾。

方药：右归丸（《景岳全书》）合理中汤（《金匮要略》）。

附子（制）10g，肉桂10g，熟地15g，山药15g，山茱萸15g，枸杞子15g，菟丝子15g，鹿角胶12g，丹参15g，杜仲15g，党参15g，白术15g，干姜10g，甘草（炙）8g，黄芪30g，泽泻15g，茯苓15g，酸枣仁15g，远志15g。

7付，水煎服，1日1剂，1日3次

建议激素补充治疗，并详细向患者讲解激素补充治疗的收益及风险，患者因有所顾虑未接受激素补充治疗。嘱注意保暖，保持心情舒畅，加强体育锻炼，注意劳逸结合，使阴阳气血平和。注意饮食有节，加强营养，增强蛋白质、维生素和钙等的摄入。用淮山药30g，瘦肉100g炖汤喝，1日1次。

二诊在4月22日。服药后自汗、畏寒和便溏症状改善，纳味仍差，食后腹胀，夜不能寐。前方去远志，加鸡内金10g，木香 12g，法半夏 12g，秫米 20g，7 剂。

三诊在 4 月 29 日。服前药后纳可，偶有便溏，腰酸明显改善，夜寐仍差。继予前方去泽泻，加延胡索 20g，10 剂。

四诊在 5 月 9 日。睡眠改善，诸症悉减，唯觉心烦。前方减肉桂为 3g，加黄连 10g，莲子肉 10g，7 剂。

如此原方进退，3 个月后诸症皆消，面色红润，嘱予玫瑰花 50g，女贞子 50g，白芍 50g，黄芪 100g，肉苁蓉 100g，人参 50g，泡上好高粱酒饮用，随访未发。

按： 对于有适应证而无禁忌证的绝经综合征患者，激素补充治疗收益大于风险，应向患者提供相应的指导，对于不愿意或不能以激素补充治疗的患者，中医中药也是一个很好的选择。

本病病机在于阴阳失衡，故治疗上以"燮理阴阳，平衡气血"为大法。该患者平素畏寒肢冷，阳气亏虚，七七，天癸将竭，肾气不足，肾阳亏虚，命门火衰，而发为此病。肾阳亏虚，命门火衰，阳气不能外达，经脉失于温煦，故见面色晦暗，畏寒肢冷，腰酸疲乏。肾阳已虚，不能温煦脾阳，故纳呆腹胀，大便溏。肾虚，冲任不固，则见月经量多；冲任亏虚，则见月经延迟。肾虚，膀胱气化无力，则见小便频。脾主运化水液，肾主气化，脾肾阳虚，水液运化失常，则见下肢浮肿；舌淡胖、嫩边有齿痕，苔薄白，脉沉细无力。治当温肾扶阳，佐以温中健脾，方选《景岳全书》之右归丸合《伤寒论》之理中丸。方中附子温补命门之火，以强壮肾气；杜仲、菟丝子温肾补阳；鹿角胶温肾气养精血，固冲任；熟地、山萸肉和枸杞子补养精血；当归养血活血化瘀；肉桂、干姜温经散寒；党参、白术健脾益气摄血；泽泻、茯苓健脾渗湿；酸枣仁、远志养心安神；甘草调和诸药。二诊时患者自汗、畏寒和便溏症状改善，纳味仍差，食后腹胀，夜不能寐。恐远志损伤脾胃，故去之，取《黄帝内经》"胃不和则卧不安"之意，酌加半夏秫米汤及鸡内金、木香以和胃气，安心神。三诊时，患者服前药后纳可，偶有便溏，腰酸明显改善，夜寐仍差。去伤阴之泽泻，加延胡索以活血安神。四诊时，患者睡眠改善，诸症悉减，唯觉心烦，遂减温燥之肉桂为3g，加黄连10g，取交泰丸意，交通心肾，莲子肉填补中焦，脾胃为轴，可加强心肾之沟通。3个月后诸症皆消，以和阴阳，解郁滞之药酒善后，终获良效。

第二章　带下病

第一节　阴道炎

　　"带下"一词，首见于《黄帝内经·素问·骨空论》："任脉为病……女子带下瘕聚。"带下有广义和狭义之分：广义带下病泛指经、带、胎、产和杂等妇科疾病，因其多发生在带脉以下，故古人称妇产科医生为"带下医"。狭义带下又有生理与病理之分。生理性带下属于妇女体内的一种阴液，是由胞宫渗润于阴道的色白或透明、无特殊气味的黏液，其量不多。即《沈氏女科辑要笺正》引王孟英所说："带下，女子生而即有，津津常润，本非病也。"狭义带下病的病机早在《黄帝内经》已指出是"任脉为病"。作为一个独立病，它在《诸病源候论》始有记载。《沈氏女科辑要笺正·带下》对其临床表现作了较为具体的描述："如其太多，或五色稠杂及腥秽者，师为病候。"

　　现在，带下病是指带下量明显增多或减少，色、质和气味发生异常，或伴有全身或局部症状的一类疾病。带下明显增多者称为带下过多，带下明显减少者称为带下过少。本节所论内容为"带下过多"范畴。

一、诊断

（一）中医诊断

病史：经期、产后余血未净，摄生不洁，或不禁房事，或妇科手术后感染邪毒。

临床表现：带下增多，伴有带下的色、质和气味异常，或伴有阴部瘙痒、灼热和疼痛，或兼有尿频、尿痛等局部症状。

妇科检查：可见阴道炎、宫颈炎和盆腔炎体征。

辅助检查：白带检查有助于确定阴道炎症的类型。

（二）西医诊断

1. 滴虫性阴道炎的诊断

滴虫性阴道炎（trichomonas vaginitis，TV）典型病例容易诊断，若在阴道分泌物中找到滴虫即可确诊。

2. 外阴阴道假丝酵母菌病的诊断

对有阴道炎症状或体征的妇女，若在阴道分泌物中找到假丝酵母菌的芽生孢子或假菌丝即可确诊外阴阴道假丝酵母菌病（vulvo vaginal candidiasis，VVC）。

3. 细菌性阴道病的诊断

细菌性阴道病（bacterial vaginosis，BV）主要采用 Amsel 临床诊断标准，下列 4 项中有 3 项阳性，即可临床诊断为细菌性阴道病：

（1）均匀，稀薄，白色阴道分泌物，常黏附于阴道壁。

（2）线索细胞阳性：取少许阴道分泌物放在玻片上，加一滴 0.9% 氯化钠溶液混合，高倍显微镜下寻找线索细胞。线索细胞即阴道脱落的表层细胞，于细胞边缘贴附颗粒状物即各种厌氧菌，尤其是加德纳菌，细胞边缘不清。细菌性阴道病时线索细胞大于 20%。

（3）阴道分泌物 pH > 4.5。

（4）胺臭味试验阳性：取阴道分泌物少许放在玻片上，加入 10% 氢氧化钾溶液 1~2 滴，产生烂鱼肉样腥臭气味，系因胺遇碱释放氨所致。

二、病因病机

本病的主要病机是湿邪伤及任带二脉，使任脉不固，带脉失约。湿邪是导致本病的主要原因，但有内外之别。脾、肾和肝三脏功能失调是产生内湿之因：脾虚失运，水湿内生；肾阳虚衰，气化失常，水湿内停；肝郁侮脾，肝火挟脾湿下注。外湿多因久居湿地，或涉水淋雨，或不洁性交等，以致感受湿邪。本节论述之阴道炎寒证，主要为内湿所致。素体脾虚，或饮食所伤，或劳倦过度，或忧思气结，损伤脾气，脾虚运化失司，水谷精微不能上输以化血，反聚而成湿，流注下焦，伤及任带而为带下过多。亦可见禀赋不足，或房劳多产，或年老体虚，或久病伤肾，肾阳虚，命门火衰，任带失约；或因肾气不固，封藏失职，精液滑脱而致带下过多。

三、诊断要点

带下病的辨证要点主要是根据带下的量、色、质和气味的异常。带下过多寒证见带下量多、色淡和质稀。

四、治疗方案

(一) 西医治疗方案

根据阴道炎类型的不同选择不同方案，具体见表2。

表2　阴道炎的鉴别诊断与治法

病名	外阴阴道假丝酵母菌病	滴虫性阴道炎	细菌性阴道病	萎缩性阴道炎
带下特点	凝乳状，或豆腐渣样，质稀薄而有臭气	灰黄或黄绿色，稀薄，或呈脓性状，腥臭味，有泡沫	淡黄色或血样脓性赤带，质稀	稀薄，淡黄或赤白，甚者为脓性
其他症状	外阴奇痒难忍	外阴瘙痒	外阴坠胀，灼热或疼痛	阴道烧灼感
妇科检查	阴道壁附有一层白膜	阴道壁可见散在出血斑点	阴道黏膜充血、触痛	阴道黏膜薄且光滑，有点状出血或小溃疡
白带镜检	可见念珠菌	可查见滴虫	可找到线索细胞	
治法	达克宁栓、制霉菌素片和克霉唑	甲硝哗、替硝唑、泡腾片	甲硝唑	替硝唑

（二）中医治疗方案

1. 辨证论治

临床表现：带下量多，色白或淡黄，质稀薄，或如涕如唾，绵绵不断，无臭；兼见脾虚者可伴面色㿠白或萎黄，四肢倦怠，胸胁不舒，纳少便溏，或四肢浮肿；舌淡胖，苔白或腻，脉细缓。兼见肾虚者可伴腰痛如折，畏寒肢冷，小腹冷感，面色晦暗，小便频数清长，夜间尤甚，大便溏薄；舌质淡，苔白润，脉沉迟。

证候分析：湿邪伤及任带二脉，使任脉不固，带脉失约，而至带下量多。兼见脾虚者因脾气虚弱，运化失司，湿邪下注，损伤任带，使任脉不固，带脉失约而为带下过多；脾虚中阳不振，则面色㿠白或萎黄，四肢倦怠；脾虚失运，则纳少便溏，四肢浮肿；舌淡胖，苔白或腻，脉细缓，均为脾虚之征。兼见肾虚者因肾阳不足，命门火衰，封藏失职，精液滑脱而下，故带下量多，绵绵不断，质清稀如水；腰为肾之府，故肾虚则腰痛如折；肾阳不足，不能温煦胞宫，故小腹冷痛；阳气不能外达，则恶寒肢冷，面色晦暗；肾阳虚不能上温脾阳，则大便溏薄；不能下暖膀胱，故小便清长；舌质淡，苔薄白，脉沉迟，亦为肾阳虚之征。

治法：升阳除湿，固涩止带。

方药：

（1）兼见脾虚带下，以完带汤（《傅青主女科》）加减。

完带汤：白术、山药、人参、白芍、车前子、苍术、甘草、陈皮、黑芥穗、柴胡。

方解：原方治"终年累月下流白物，如涕如唾，不能禁止，甚则臭秽者，所谓白带也"。方中人参、白术、山药和甘草益气健脾，白术重在健脾阳，各药协同为君；苍术、陈皮燥湿健脾，行气和胃；白芍柔肝，轻用柴胡稍佐疏肝解郁，并升阳除湿；黑芥穗入血分，祛风胜湿；车前子利水渗湿。本方为脾、胃、肝三经同治之方，寓补于散之内，寄消于升之中，重在一个"湿"字，其补、散、升和消都是为湿邪开路，补虚而不滞邪，以达健脾益气，升阳除湿止带之效。

气虚重者加黄芪；兼肾虚腰酸者加杜仲、续断和菟丝子；寒凝腹痛者加香附、艾叶；纳呆者加砂仁、厚朴；带多日久，滑脱不止者加固涩止带药，如金樱子、芡实、乌贼骨和白果之类。

（2）兼见肾虚带下，以内补丸（《女科切要》）加减。

内补丸：鹿茸、菟丝子、潼蒺藜、紫菀茸、黄芪、肉桂、桑螵蛸、肉苁蓉、附子（制）、茯神、白蒺藜。

方解：原方治命门火衰，肾气虚弱，失于温煦，不能封藏，任带失调，精液滑脱之重症。方中鹿茸、肉苁蓉补肾阳，益精血；菟丝子补肝肾，固任脉；潼蒺藜温肾止腰痛；肉桂、附子（制）补火壮阳，温养命门；黄芪补气助阳；桑螵蛸收涩固精；白蒺藜疏肝祛风；紫菀茸温肺益肾。全方共奏温肾培元，固涩止带之功。

便溏者去肉苁蓉，加补骨脂、肉豆蔻；小便清长或夜尿频多者加益智仁、覆盆子；带下如崩者加鹿角霜、莲子、白芷和金樱子，以加强补肾固涩止带之功。

2. 中成药

（1）乌鸡白凤丸：口服，水蜜丸，6g/次，1日2次。

（2）妇科再造丸：口服，10丸/次，1日2次，1个月经周期为1个疗程，经前1周开始服用。

（3）黄芪颗粒：开水冲服，1袋/次，1日2次。

3. 中医外治法

（1）针刺：取曲骨穴，深刺2.5～3.0寸，直刺或稍斜向会阴部，针感至阴道为佳。

（2）艾灸：主穴取带脉、三阴交。脾虚之带下，可加取脾俞、足三里和隐白。肾虚之带下，可加取关元、肾俞和次髎。令患者取适宜体位，术者右手如持笔写字状拿艾条，使艾条与局部皮肤呈45°角，将艾条的一端点燃对准穴位处，点燃的艾头与皮肤的距离1寸左右，以局部温热、泛红但不致烫伤为度。于每穴施艾条温和灸15min，1日1次，连续10次为1个疗程。

（3）中药灌肠：灌肠之中药方剂选用贵阳中医学院第二附属医院妇科之院内制剂妇科通阻方。

妇科通阻方：蛇床子、苦参、小茴香、三棱、莪术、土茯苓、丹皮、桂枝和苍术等。1日1剂，水煎直肠滴入，1日2次，连用10日为1个疗程。

本方中蛇床子、苦参燥湿杀虫，外用以治阴痒带下，具有止痒杀虫辟秽之效；小茴香、桂枝等温里散寒；三棱、莪术和丹皮活血化瘀；土茯苓解毒除湿；苍术燥湿止带。诸药合用，全方共奏温经杀虫止痒之效。

（4）药罐：以环绕腰背部之带脉为主。将完好的竹罐放在药液（该药液选用贵阳中医学院第二附属医院妇科之院内制剂妇科通阻方）内煮沸1~3min，然后，用镊子将罐口朝下夹出来，把水甩干净，口向下，迅速投入另一手持的毛巾中，把水吸干，立即扣在需要治疗的部位上，即可吸附于皮肤之上。

（5）穴位注射：取足三里、三阴交、肝俞、脾俞和肾俞注射复方当归注射液和黄芪注射液，隔日1次，10次为1个疗程。

（6）中药外敷：取芡实、桑螵蛸各30g，白芷20g。共研成细末，装瓶备用。每次取适量，用醋少许调为糊状，敷于肚脐处，再用纱布包扎固定。1日换药1次，一般连敷1周。

（7）穴位贴敷：取一小片乌贼骨贴在阴交穴，用医用胶布固定。早上贴，晚上取下。

（8）药棒按摩：药棒按摩双侧足三里、三阴交，以补中益气，促进疾病康复。

（9）耳穴贴压：取穴子宫、内分泌、卵巢、隐白（双）、脾和肾。

（三）调护

（1）保持外阴清洁，特别应注意经期、产后卫生，提倡淋浴和蹲式厕所。

（2）做好计划生育工作，避免早婚多产，定期进行妇科普查，发现病变，及时治疗。

（3）勿久居湿地，经期、产后避免水中作业及生冷饮食，以免外浸内侵；饮食宜清淡，以免辛辣油腻滋生湿热。

（4）严格按医嘱执行内治与外治，治疗期间禁止性生活。月经期停止使用阴道冲洗及坐浴塞药治疗，以防止感染。

（5）医务人员行妇科检查与手术操作时应严格执行无菌操作，防止交叉感染。阴道分泌物中找到滴虫或霉菌者，应禁止游泳，专盆专用，内裤勤煮烫、暴晒。

（6）若反复治疗效果不佳时，应令其配偶接受治疗；如果有滴虫或霉菌感染时，应同时治疗。中老年妇女则考虑有无糖尿病等全身疾患，可做血糖、尿糖检查，并进一步诊治。

（7）药膳：

脾虚者：

·鱼鳔炖猪蹄：鱼鳔20g，猪蹄1只。共放砂锅内，加适量水慢火炖烂，调味食，1日1次。

·鸡肉白果煎：鸡肉200g（切块），白果10g，党参30g，白术10g，淮山药30g，茯苓15g，黄芪30g。煮汤，去药渣，饮汤食肉。1日1料。

·扁豆止带煎：白扁豆30g，淮山药30g，红糖适量。白扁豆用米泔水浸透去皮，同淮山药共煮至熟，加适量红糖，1日服2次。

·胡椒鸡蛋：胡椒7粒，鸡蛋1枚。先将胡椒炒焦，研成末。再将鸡蛋捅一小孔，把胡椒末填入蛋内，用厚纸将孔封固，置于火上煮熟，去壳吃。1日2次。

肾虚者：

·附桂鸡蛋汤：肉桂5g，附子10g，鸡蛋1枚。将肉桂、附子水煎后，去渣，打入鸡蛋，熟后食蛋饮汁。1日2次。

·莲子芡实粥：莲子（去心）100g，芡实100g，鲜荷叶50g，糯米50g，砂糖适量。共煮粥，熟后加砂糖适量调食。1日1次。

五、疾病转归与预后

本病经过及时治疗多可痊愈，故预后良好。若治疗不及时或不彻底，或病程迁延日久，致使邪毒上客胞宫、胞脉，可导致月经异常、癥瘕和不孕等病症。若带下病日久不愈，且五色带下秽臭伴癥瘕或形瘦者，要注意排除恶性病变，预后差。

六、现代名家经验

夏桂成认为，带下病的病理产物主要与湿有关，受任脉与带脉的直接影响。他又将湿区分为内湿与外湿。所谓内湿者，乃脏腑功能失调所产生；外湿者，多由湿邪入侵，注入下焦，任带失约而致。而发生疾病的，一般在急性阶段，大多湿邪较甚，感染阴器，留驻下焦发病；或是久之未得根治，留而为患，影响到脏腑功能；或是体弱正不胜邪，易感而发病。归纳本病的脏腑病机，一般多认为，在于脾虚和肾虚，因素体脾虚或劳倦过度，思虑过多，饮食不节，损伤脾气，脾运失常，水谷精微及津液失于上输，反聚而为湿，湿浊下注，任带失约而致；或由于禀赋薄弱，下元亏虚；或由房劳多产，以致肾元亏耗，失于封藏、固摄之能，致使精液滑脱。夏桂成除了继前贤如是说之外，还注意肝的作用。他认为，"女子的肝为先天"，常可由情怀不舒、肝气失于条达，而气机郁滞，碍及脾运，湿浊下注。所以，对于肝强脾弱之体，常告诫我们应注意气郁而致带下为患。近年随着性传播性疾病（sexually transmitted disease，STD）的增多，世界范围内生殖器的感染症呈上升之趋，有些如淋菌性阴道炎、生殖道沙眼衣原体感染有死灰复燃之兆。而这类疾患表现为带下病，常因经行或产后胞脉空虚；或外出旅居，用具不洁；或久居阴湿之地，湿毒秽浊之邪乘虚而入，侵蚀阴户，损伤任带，遂致病发。若是能迅速以根治，不致蔓延，但常常秽浊祛之不尽，缠绵滞留下焦，久而酿成慢性，每每有虚中夹实的病变。一旦铸成此种状况，则西药治疗亦趋棘手。对脾虚者宜健脾升燥，选完带汤、补中益气汤，但如加入芡实（炒）、白果（炒）等止带之品更为合适。对肾虚者宜补而涩之。偏肾阳虚者，前人常用内补丸，虽有补肾固涩的作用，但偏于温阳，虚寒盛者合宜。五子补肾丸平和，但嫌固涩有余，补养不足，故应加入淮山药、熟地、鹿角霜和巴戟天之属为宜。但偏于肾阴虚者，常伴火旺，知柏地黄丸（汤）最为合适，但应加入水陆二仙丹（金樱子、芡实），疗效更好。肝郁者，本虚标实，在服药的同时必须进行心理疏导，解除思想顾虑，舒畅情志，才能获取良效。

何子淮认为，带下病主要与奇经的任带二脉有关，就临床所见大致有脾虚湿滞、肾气虚弱、余热下迫和湿毒内炽等证型，大凡治疗可用鼓脾、固肾、清渗和荡涤四法。对于肾气虚弱之证，治以固肾束带，药用鹿角片、肉苁蓉、菟丝子、狗脊、覆盆子、海螺蛸、金樱子、熟地、山萸肉和甘草。

七、病案举例

彭某，女，25岁，护士，未婚，有性生活史。

主诉：带下量多，伴阴痒半年余。

2014年2月10日初诊。带下量多，以及外阴部瘙痒反复发作已半年。就诊后予以抗生素及阴道栓剂治疗后仍易复发。现患者再次复发带下量多，色白，质稀薄，无臭；面色㿠白，四肢倦怠，脘胁不舒，纳少便溏，舌淡胖，苔白腻，脉细缓。

白带常规：白细胞 +++，线索细胞阳性，阴道分泌物 pH ＞ 4.5。

西医诊断：细菌性阴道病。

中医诊断：带下过多。

证型：脾虚湿盛。

治法：健脾益气，升阳除湿。

方药：完带汤（《傅青主女科》）。

上方 7 剂，水煎服，1 日 1 剂，1 日 3 次。

甲硝唑 400mg，口服，1 日 2 次，共 7 日；且予以甲硝唑阴道栓剂 200mg，1 日 1 次，阴道上药共 7 日。

2014 年 2 月 17 日二诊。经治疗 7 日后，患者返院复查白带常规：清洁度 Ⅱ°，白细胞 +，线索细胞阴性，阴道分泌物 pH ＝ 4.4。嘱患者保持外阴清洁。

2014 年 5 月三诊。3 个月后患者复诊，诉近 3 个月无外阴瘙痒，带下量正常，无异味。

按：带下一词，首见于《黄帝内经·素问·骨空论》："任脉为病……女子带下瘕聚。"《沈氏女科辑要笺正》引王孟英所说："带下，女子生而即有，津津常润，本非病也。"《黄帝内经》已指出是"任脉为病"。带下病作为一个独立病在《诸病源候论》始有记载，《沈氏女科辑要笺正·带下》对其临床表现作了较为具体的描述："如其太多，或五色稠杂及腥秽者，师为病候。"带下病是以湿邪为主因的常见疾病。其发生与气候、环境和地域等因素有关，致病因素有外来感染与内在病变之分。外来因素如细菌、滴虫、霉菌和淋菌感染等，内在因素如身体虚弱、肿瘤等。女性生殖道系统炎症是导致带下异常的重要原因：白带较轻，以白细胞为主；黄带较重，以脓球为主。治带应包括清热解毒（抗菌作用）、健脾（提高免疫力）祛湿和止带（抑制腺体分泌)3个方面。内外并治是治疗带下病的有效方法。近年来，中成药洁尔阴、保妇康栓、泡腾片等，其使用方便，疗效确切，应用甚广。上病案中患者为脾虚带下过多，选用《傅青主女科》之完带汤治疗，该方中人参、白术、山药、甘草益气健脾，白术重在健脾阳，各药协同为君；苍术、陈皮燥湿健脾，行气和胃；白芍柔肝，轻用柴胡稍佐疏肝解郁，并升阳除湿；黑芥穗入血分，祛风胜湿；车前子利水渗湿。本方为脾、胃、肝三经同治之方，寓补于散之内，寄消于升之中，重在一个"湿"字，其补、散、升、消都是为湿邪开路，补虚而不滞邪，以达健脾益气，升阳除湿止带之效。

第二节　盆腔炎

盆腔炎全称"盆腔炎症性疾病"（pelvic inflammatory disease, PID）。本病在古医籍中无相应病名记载，因其主要症状多为反复下腹疼痛，肛门坠胀，腰胯酸痛，白带增多，常在劳累后发作或加剧，或伴月经失调，或伴不孕，故可散见于"热入血室""带下病""经病疼痛""妇人腹痛""癥瘕""不孕"等病症中。盆腔炎相当常见，中西医结合诊治优势互补，已取得较好疗效。早在1983年，《中国医百科全书·中医妇科学》已将"盆腔炎"编入，作为中西医通用的病名之一。本节论述盆腔炎之寒证，可与西医之"盆腔炎性疾病后遗症"互参。

一、诊断

（一）中医诊断

病史：既往有急性盆腔炎、阴道炎、节育及妇科手术感染史，或不洁性生活史。

临床表现：下腹部疼痛，痛连腰骶，得热痛减，易疲劳，劳则复发，带下增多，月经不调，甚至不孕。

妇科检查：可扪及子宫，触压痛，活动受限，宫体一侧或两侧附件增厚、压痛，甚至触及炎性肿块。

辅助检查：盆腔B超、子宫输卵管造影及腹腔镜有助于诊断。

（二）西医诊断

2014年中华医学会妇产科学分会感染性疾病协作组《盆腔炎症性疾病诊治规范（修订版）》：

（1）最低标准：宫颈举痛或子宫压痛或附件区压痛。

（2）附加标准：口腔温度N38.3℃（口表）；子宫颈或阴道脓性分泌物；阴道分泌物显微镜检查有白细胞增多；红细胞沉降率升高；C反应蛋白水平升高；实验室检查证实有子宫颈淋病奈瑟菌或沙眼衣原体感染。

（3）特异标准：子宫内膜活检显示有子宫内膜炎的组织病理学证据；经阴道超声检查或MRI检查显示输卵管管壁增厚、管腔积液，可伴有盆腔游离液体或输卵管卵巢包块；腹腔镜检查见输卵管表面明显充血、输卵管水肿、输卵管伞端或浆膜层有脓性渗出物等。

二、病因病机

盆腔炎多在经行产后发病，此时胞门未闭，风寒湿热，或虫毒之邪乘虚内侵，与冲任气血相搏结，蕴积于胞宫，反复进退，耗伤气血，虚实错杂，缠绵难愈。《金匮要略·妇人杂病脉证并治》云："妇人中风，七八日续来寒热，发作有时，经水适断，此为热入血室，其血必结，故使如疟状，发作有时。"又说："妇人腹中诸疾痛，当归芍药散主之。"此两条经文的描述，可理解是有关急、慢性盆腔炎临床症状的最早记载。其后《景岳全书·妇人规》曰："瘀血留滞作癥，唯妇人有之，其证则或由经期，或由产后，凡内伤生冷，或外受风寒，或恚怒伤肝，气逆而血留……总由血动之时，余血未净，而一有所逆，则留滞日积，而渐以成癥矣。"此论述与慢性盆腔炎症的发病、临床特点相似。

因素体阳虚，下焦失于温煦，水湿不化，寒湿内结，或寒湿之邪乘虚侵袭，与胞宫内余血浊液相结，凝结瘀滞，不通则痛。或因正气内伤，外邪侵袭，留著于冲任，血行不畅，瘀血停聚；或久病不愈，瘀血内结，致气虚血瘀，不通则痛。

三、诊断要点

盆腔炎以腹痛为主症，当辨腹痛的程度、伴有的症状及舌苔、脉象；又常兼见带下异常，故又要辨带下之量、色、质。寒病多见为小腹冷痛，经行腹痛加重，喜热恶寒，得热痛减；或下腹部疼痛结块，缠绵日久，痛连腰骶，经行加重，经有血块；或见月经错后，经量少，色暗，或带下淋漓、带下量多。兼见神疲乏力，小便频数，婚久不孕，食少纳呆，面色晦暗，肌肤甲错等。舌暗红，或有瘀点，苔白腻或白，脉沉迟或弦紧无力。

四、治疗方案

（一）西医治疗方案

2014 年中华医学会妇产科学分会感染性疾病协作组《盆腔炎症性疾病诊治规范（修订版）》：

1. 盆腔炎性疾病抗生素的选择

根据 2010 年美国疾病预防与控制中心（Centersfor Disease Control，CDC）诊治规范及 2014 年中华医学会妇产科学分会感染性疾病协作组《盆腔炎症性疾病诊治规范（修订版）》，治疗以广谱、经验性抗生素抗感染为主，抗生素应覆盖可能的病原体。

2. 抗菌药物治疗

（1）静脉药物治疗：

静脉给药 A 方案：①单药治疗：二代头孢菌素或三代头孢菌素类抗菌药物静脉滴注，根据具体药物的半衰期决定给药间隔时间，如头孢替坦 2g/12h，静脉滴注；或头孢西丁 2g/6h，静脉滴注；或头孢曲松 1g/24h，静脉滴注。②联合用药：如所选药物不覆盖厌氧菌，需加用硝基咪唑类药物，如甲硝唑 0.5g/12h，静脉滴注。为覆盖非典型病原微生物，可加用多西环素 0.1g/12h，口服，14 日；或米诺环素 0.1g/12h，口服，14 日；或阿奇霉素 0.5g/ 日，静脉滴注或口服，1 ~ 2 日后改为口服 0.25g/ 日，5 ~ 7 日。

静脉给药 B 方案：氧氟沙星 0.4g/12h，静脉滴注；或左氧氟沙星 0.5g/ 日，静脉滴注。为覆盖厌氧菌感染，可加用硝基咪唑类药物，如甲硝唑 0.5g/12h，静脉滴注。

静脉给药 C 方案：氨苄西林钠舒巴坦钠 3g/6h，静脉滴注；或阿莫西林克拉维酸钾 1 ~ 2g/（6 ~ 8）h，静脉滴注。为覆盖厌氧菌，可加用硝基咪唑类药物，如甲硝唑 0.5g/2h，静脉滴注。为覆盖非典型病原微生物，可加用多西环素 0.1g/12h，口服，14 日；或米诺环素 0.1g/12h，口服，14 日；或阿奇霉素 0.5g/ 日，静脉滴注或口服，1 ~ 2 日后改为口服 0.25g/ 日，5 ~ 7 日。

静脉给药 D 方案：林可霉素 0.9g/8h，静脉滴注；加用硫酸庆大霉素，首次负荷剂量为两 mg/（kg·8h）。静脉滴注或肌内注射，维持剂量 1.5mg/（kg·8h）。两种药物均可采用 1 日 1 次给药。

（2）非静脉药物治疗：

非静脉给药 A 方案：头孢曲松 250mg，肌内注射，单次给药；或头孢西丁 2g，肌内注射，单次给药。单次肌内给药后改为其他二代或三代头孢菌素类药物，如头孢唑肟、头孢噻肟等，口服给药，共 14 日。如所选药物不覆盖厌氧菌，需加用硝基咪唑类药物，如甲硝唑 0.4g/12h，口服。为治疗非典型病原微生物，可加用多西环素 0.1g/12h，口服；或米诺环素 0.1g/12h，口服；或阿奇霉素 0.5g/日，口服，1～2 日后改为 0.25g/日，5～7日。

非静脉给药 B 方案：氧氟沙星 0.4g/12h，口服；或左氧氟沙星 0.5g/日，口服。为防止厌氧菌感染，可加用甲硝唑 0.4g/12h，口服，共 14 日。

3. 给药注意事项

（1）静脉给药者应在临床症状改善后继续静脉治疗至少 24h，然后转为口服药物治疗，共持续 14 日。

（2）如确诊为淋病奈瑟菌感染，首选静脉给药 A 方案或非静脉给药 A 方案，对于选择非三代头孢菌素类药物者应加用针对淋病奈瑟菌的药物。选择静脉给药 D 方案者应密切注意药物的耳、肾毒副作用；此外，有报道发现林可霉素和庆大霉素联合应用偶尔会出现严重神经系统不良事件。药物治疗持续 72h 症状无明显改善者，应重新确认诊断并调整治疗方案。

4. 手术治疗

（1）手术指征：①药物治疗无效。输卵管、卵巢脓肿或盆腔脓肿经药物治疗 48～72h，体温持续不降、感染中毒症状未改善或包块增大者，应及时手术。②肿块持续存在。经药物治疗2周以上，肿块持续存在或增大，应手术治疗。③脓肿破裂。腹痛突然加剧，寒战、高热、恶心、呕吐、腹胀，检查腹部拒按或有感染中毒性休克表现，应疑诊脓肿破裂。若脓肿破裂未及时诊治，患者死亡率高。因此，一旦疑诊脓肿破裂，需立即在抗菌药物治疗的同时行手术探查。

（2）手术方式：手术可根据情况选择经腹手术或腹腔镜手术。手术范围应根据病变范围、患者年龄、一般状况等全面考虑，原则上应以切除病灶为主。年轻妇女应尽量保留卵巢；对年龄较大、双侧附件受累或附件脓肿屡次发作者，可行子宫全切除＋双侧附件切除术；对极度衰弱或危重患者，须按具体情况决定手术范围。若盆腔脓肿位置低、突向阴道后穹隆时，可经阴道切开引流。

5. 妊娠期盆腔炎的治疗

由于妊娠期盆腔炎会增加孕产妇死亡、死胎、早产的风险，可疑盆腔炎的妊娠妇女建议住院接受静脉抗菌药物治疗。妊娠期和哺乳期妇女禁用四环素类与喹诺酮类药物。

6. 性伴侣的治疗

盆腔炎患者出现症状前60日内接触过的性伴侣很可能感染淋病奈瑟菌与沙眼衣原体，应进行检查及相应治疗。如盆腔炎患者检测出STI相关病原微生物，性伴侣需要同时接受治疗。在女性盆腔炎患者治疗期间，必须避免无保护性交。

7. 盆腔炎治疗后的随访

对于药物治疗的盆腔炎患者，应在72h内随诊，明确有无临床情况的改善，如退热、腹部压痛或反跳痛减轻、子宫及附件压痛减轻、子宫颈举痛减轻等。如果未见好转，则建议进一步检查并调整治疗方案。对于沙眼衣原体和淋病奈瑟菌感染的盆腔炎患者，还应在治疗结束后4～6周重新检查上述病原体。

（二）中医治疗方案

1. 辨证论治

临床表现：小腹冷痛，经行腹痛加重，喜热恶寒，得热痛减，月经错后，经量少，色暗，带下淋漓，神疲乏力，腰脊冷痛，小便频数，婚久不孕；舌暗红，苔白腻，脉沉迟。或下腹部疼痛结块，缠绵日久，痛连腰骶，经行加重，经有血块，带下量多，精神不振，疲乏无力，食少纳呆，面色晦暗，肌肤甲错；舌暗红，有瘀点，苔白，脉弦紧无力。

临床分析：寒湿之邪侵袭冲任、胞宫，与气血相结，血行不畅，则小腹冷痛，经行加重。寒性凝滞，故经行错后量少。寒伤阳气，阳气不振，脏腑失温，则神疲乏力，腰骶冷痛，宫寒不孕。湿邪下注则带下淋沥，小便频数。舌暗红，脉沉迟为寒湿凝滞之象。或瘀血内结，留著于冲任、胞宫，则下腹部疼痛结块，痛连腰脊；经期胞宫满溢，瘀滞更甚，则疼痛加重，经血量多夹血块；病久气血耗伤，中气不足则精神不振，疲乏无力，食少纳呆；气虚津液不化，水湿下注，则带下量多。舌质暗红，脉弦涩无力为气虚血瘀之征。

治法：祛寒除湿，益气健脾，活血化瘀。

方药：

（1）偏重寒湿者，予少腹逐瘀汤（《医林改错》）加减。

少腹逐瘀汤：小茴香、干姜、延胡索、没药、当归、川芎、官桂、赤芍、蒲黄、五灵脂。

方解：原方治"小腹积块疼痛"或"经血见时，先腰酸少腹胀，或经血一月见三五次，接连不断，断而又来，其色或紫，或黑，或块，或崩漏，兼少腹疼痛，或粉红兼白带，皆能治之"。方中官桂、干姜、小茴香温经散寒，当归、川芎、赤芍养营活血，蒲黄、五灵脂、没药、延胡索化瘀止痛。寒散血行，冲任、子宫血气调和流畅，自无疼痛之虞。

腹中结块加鸡内金、桃仁、莪术；四末不温加附子（制）；小便短数加益智仁、乌药；带下量多加茯苓、苍术；腰骶痛者加桑寄生、续断、牛膝。

（2）偏重血瘀者，予理冲汤（《医学衷中参西录》）加减。

理冲汤：黄芪（生）、党参、白术、山药、天花粉、知母、三棱、莪术、鸡内金（生）。

方解：原方治瘀血成癥瘕，气郁满闷，脾弱不能饮食等。

黄芪、党参、白术、山药健脾益气，扶正培元；三棱、莪术破瘀散结；天花粉、知母清热生津，解毒排脓；鸡内金健胃消瘀结。全方有补气健脾，活血化瘀，消癥散结，行气止痛之功效。张锡纯以三棱、莪术消冲脉之瘀血，又以参、芪护气血，使瘀血去而不至伤损气血。且参、芪补气，得三棱、莪术以流通，则补而不滞，元气愈旺，元气既旺，愈能鼓舞三棱、莪术消癥瘕之力，临证相得益彰。

若腹痛不减加白芍、延胡索、蜈蚣；腹泻去知母，重用白术；虚热未清加生地、天门冬；无腹痛结块者少用三棱、莪术。

若久病及肾则肾气虚血瘀，症见少腹疼痛，绵绵不休，腰脊酸痛，膝软乏力，白带量多，质稀；神疲，头晕目眩，性淡漠；舌暗苔白，脉细弱。治宜补肾活血，壮腰宽带，方选宽带汤。

宽带汤：白术、杜仲、甘草。

2. 中成药

（1）乌鸡白凤丸：口服，水蜜丸，6g/次，1 日 2 次。

（2）妇科再造丸：口服，10丸／次，1日2次，1个月经周期为1个疗程，经前1周开始服用。

（3）黄芪颗粒：开水冲服，1袋／次，1日2次。

3.中医外治法

（1）针刺：三阴交、关元、归来，中极、肾俞、八髎，每次选2～3穴，1日1次，10日为1个疗程。

（2）艾灸：取穴子宫、卵巢、脾俞、足三里、隐白、关元、肾俞、次髎。

（3）药罐：以下腹部、腰部为主。1日1次，10日为1个疗程，一般连续治疗3个疗程。用法：将完好的竹罐放在药液（该药液选用贵阳中医学院第二附属医院妇科之院内制剂妇科通阻方）内煮沸1～3min，然后用镊子将罐口朝下夹出，把水甩干，口向下，迅速投入另一手持的毛巾中，把水吸干，立即扣在需要治疗的部位上，即可吸附于皮肤之上。

（4）穴位注射：取足三里、三阴交、脾俞、肾俞注射复方当归注射液和黄芪注射液，隔日1次，10次为1个疗程。

（5）中药塌渍（选用贵阳中医学院第二附属医院妇科之院内制剂中药塌渍方），1日1剂，上方水煎后药渣塌渍下腹部，1日2次。

（6）穴位贴敷：鸡血藤120g，附子（制）60g，桂枝120g，吴茱萸90g，小茴香90g，路路通90g，香附45g，没药100g，川楝子120g，牛膝90g，元胡120g，乳香100g，川芎60g，白芍60g，1付，煎制成膏贴敷双侧肝俞、双侧肾俞、双侧脾俞、双侧血海，隔日1次。

（7）药棒按摩：药棒按摩双侧足三里、三阴交，补中益气，促进疾病康复。

（8）耳穴贴压：取穴子宫、卵巢、内分泌、肾上腺、肾。

（9）艾附温经散（选用贵阳中医学院第二附属医院妇科之自制中药散剂膏方）：艾叶、香附、巴戟天、小茴香、徐长卿、当归、乳香、没药、三棱、莪术、蒲黄、五灵脂、苍术、陈皮、甘草、天花粉、天南星等研末，温水调成糊状，加白酒少许，敷于患处，1日1次，每次30min。功效：温经散寒，活血止痛。

（10）中药灌肠（选用贵阳中医学院第二附属医院妇科之温经通阻方），水煎直肠滴入，1日1剂，1日2次，10次为1个疗程，连续使用3个疗程。

（三）调护

（1）强调经期卫生保健宣传，提倡淋浴。

（2）经行或产后严禁房事。

（3）积极治疗阴道炎，防止逆行感染。

（4）积极参加体育锻炼，增强体质，预防盆腔炎反复发作。

（5）药膳：①取枸杞子、当归各20g，瘦猪肉适量。调味煮汤，吃肉饮汤。②用韭菜根50g，鸡蛋2个，白糖50g，同煮汤食，连服数日。③取核桃仁20g，芡实、莲子各18g，粳米60g，煮粥常食。④用猪瘦肉100g，茯苓50g，芡实30g，金樱子15g，石菖蒲12g。清水适量，慢火煲汤，加食盐调味，饮汤食肉。

五、疾病转归

盆腔炎寒证多见于慢性盆腔炎症，经积极有效的治疗，大多可好转或治愈，因本病常反复缠绵，故治疗周期较长。未愈者常伴有失眠、疲劳、周身不适等症状，对患者生活质量有一定影响，亦可转为急性盆腔炎症。

六、现代名家经验

邢子享温阳益气汤：丹参18g，桃仁9g，赤芍12g，当归15g，桂枝6g，吴茱萸9g，黄芪24g，党参15g，陈皮12g，甘草（炙）6g。1日1剂，水煎2次，早晚分服。方中丹参、桃仁、赤芍活血消瘀；当归、黄芪、党参补气血以助消瘀之力；吴茱萸温下元以散寒；陈皮、甘草以和中，使下元温通，中焦健运，气血充足；再辅以活血消瘀之药则冲任脉和，经血通畅无瘀阻。全方共奏温阳益气，活血化瘀之效。

张嘉男盆炎汤：柴胡9g，枳壳12g，白芍15g，赤芍15g，香附子10g，丹参15g，益母草15g，川楝子10g，延胡索15g，路路通15g，甘草4g。1日1剂，分2次服，2周为1个疗程。方中柴胡、枳壳、白芍疏肝理气止痛；川楝子、延胡索行气活血止痛；赤芍、丹参、益母草活血调经；香附子乃"气病的总司，女科的主帅"，有理气调经止痛之功；路路通通络散结。现代药理研究证明，赤芍、丹参、香附子、益母草、延胡索可加速血流，改善血液循环，促进盆腔内炎症吸收和消除。整方共奏理气止痛，活血化瘀之功，故能取得显著疗效。

韩百灵认为本病以肾虚肝郁为主，治疗当以补肾舒肝为主，配以解毒除湿，软坚散结，拟方调肝汤。组成：熟地黄、枸杞子、甘草、白芍、延胡索、土茯苓、鱼腥草各20g，当归、王不留行、川楝子、鳖甲、怀牛膝、枳壳各15g，通草、皂角刺各10g。全方标本兼治，于临床应用之时随症加减，辨证论治，疗效显著。

郭志强根据慢性盆腔炎的病机特点为血瘀、湿阻、寒凝，故立温经活血，祛湿止带之法。运用经验方化瘀宁坤液治疗。组成：水蛭、附子、桂枝、三棱、莪术、赤芍、丹皮、没药、昆布、槟榔、败酱草、虎杖、红藤等。

江素茵以清热燥湿、活血化瘀、理气止痛立法，用败酱红藤汤加减治疗妇科慢性盆腔炎。一般在非月经期进行治疗，多3个月经周期至半年获显效或可痊愈。

刘润芬凝聚数年临床经验，创制了盆腔炎颗粒，以活血化瘀、理气止痛、补肾培元立法，由丹参、赤芍、蒲黄、五灵脂、菟丝子、山茱萸、连翘、香附等组成。诸药合用，活血化瘀，理气止痛，兼以平补阴阳，补肾培元。本方配伍精当，尤其适用于本病迁延日久、虚实夹杂之血瘀兼肾虚之证，临床疗效卓著。

杨宗孟治疗本病以补虚化瘀立法，既强调治本，又不忽视标证，注重扶固机体的正气，在正气强壮的情况下，机体驱逐病邪的能力增强，再配合祛邪药物的治疗，达到事半功倍的效果。杨教授指出慢性盆腔炎为盆腔络脉瘀阻的病证，通过灸疗神阙穴，能直接改善盆腔血液循环，改善盆腔充血、瘀血及慢性瘢痕粘连，达到治愈的目的。

尤照玲治疗慢性盆腔炎方法独到，根据其发生的病因病机，强调在清热利湿、活血通络的基础上，不忘加以理气疏肝、益气健脾之药。集多年之临床经验，拟定了由党参、黄芪、白术、金银花、连翘、夏枯草、荔核、桔梗、台乌、路路通、甘草组成的基本方。

（注：盆腔炎多为邪热余毒残留，与冲任之气血相搏结，凝聚不去，日久难愈，耗伤气血，虚实错杂，主要病机与"寒""虚""瘀""湿""热""郁"有关，故治疗除辨证内服方药外，配合中医中药直肠滴入、热敷、药物罐、针刺、艾灸等方法，可提高疗效。）

七、病案举例

胡某，女，37 岁，已育有 2 子。

主诉：3 年来反复小腹冷痛，经行腹痛加重，喜热恶寒，得热痛减，月经量少，色暗，1 周前淋雨后再次出现小腹冷痛，伴腰骶冷痛，小便频数；舌暗红，苔白腻，脉沉迟。妇科检查：外阴阴毛呈女性分布；阴道畅，分泌物量中，色白，无臭；宫颈光滑，常大，无摇摆痛；子宫前位，常大，表面光滑，活动，双侧附件区增厚、压痛。

西医诊断：盆腔炎性疾病。

治法：头孢西丁 2g，静脉滴注，6h 1 次，连续 7 日。

中医诊断：盆腔炎（寒湿凝滞）。

治法：祛寒除湿，活血化瘀。

方药：少腹逐瘀汤（《医林改错》）。

上方 7 剂，水煎服，1 日 1 剂，1 日 3 次。

7 日后患者二诊，腹痛较前明显减轻，小便正常。妇科检查：外阴阴毛呈女性分布；阴道畅，分泌物量少、色白、无臭；宫颈光滑，常大，无摇摆痛；子宫前位，常大，表面光滑，活动，双侧附件区增厚，无压痛。继续予多西环素 100mg，口服，1 日 2 次，共 7 日；上方中药口服 7 日；加予针刺（双三阴交、上髎、次髎，1 日 1 次）、艾灸（取穴子宫、卵巢、足三里、次髎，1 日 1 次）、药罐（下腹部、腰部，1 日 1 次。煮药罐之药液选用贵阳中医学院第二附属医院妇科之院内制剂妇科通阻方）。

10 日后患者三诊，小腹、腰骶冷痛症状消失。正值患者月经来潮，经量中，经行腹痛较既往明显减轻。

按：盆腔炎是妇科临床常见病，尤以慢性盆腔炎更为多见。慢性盆腔炎多以中药随证内服，兼以外治，常选用中药煎剂灌肠、理疗、针灸等法。慢性盆腔炎病程长，缠绵难愈，若见气血耗伤，正气不足而虚实错杂者，治疗宜针对其少腹瘀结，全身虚衰之候，予以扶正祛邪，补气化瘀散结。盆腔炎可导致输卵管堵塞性宫外孕或不孕症。上述病案患者选用中药外治之药物罐等治疗效果好。其中药物罐煎煮之药液选用贵阳中医学院第二附属医院妇科之院内制剂妇科通阻方，方中蛇床子、苦参燥湿杀虫，小茴香、艾叶、桂枝温里散寒，三棱、莪术、丹皮、赤芍活血化瘀；土茯苓解毒除湿；白芷、苍术燥湿止带。诸药合用，全方共奏温经燥湿之效。

2014年中华医学会妇产科学分会感染性疾病协作组在《盆腔炎性疾病后遗症中医诊疗指南》中首次提到中医、中药和物理治疗在盆腔炎的治疗中具有一定作用。

若盆腔炎性疾病未得到及时、正确的诊断或治疗，可能会发生盆腔炎性疾病后遗症，既往称之为"慢性盆腔炎"。盆腔炎反复发作对育龄妇女的生殖健康和生活质量危害较大，可致输卵管炎性不孕的发生率达40%～60%，异位妊娠发生的危险为原有的8～10倍，65%以上患者可出现持续的慢性盆腔疼痛，是临床治疗中待解决的疑难问题。中医药防治具有明显的优势和特色。中华中医药学会妇科分会《盆腔炎性疾病后遗症中医诊疗指南》推荐盆腔炎性疾病后遗症应辨证论治，内外合治。治疗疗程：中药内服、中成药：8～12周；中药外治：非经期治疗14日，经期停药，连续治疗2～3个月经周期。

盆腔炎反复发作的防治思路与措施：防治并重；治病求本，扶正祛邪，标本兼治；综合方案，合理使用。

第三章　妊娠病及产后病

第一节　先兆性流产

先兆性流产在中医学属于"胎漏""胎动不安"的范畴。其中，妊娠期间，阴道不时有少量出血，时出时止，或淋漓不断，而无腰酸、腹痛、小腹下坠者为"胎漏"；而妊娠期间出现腰酸、腹痛、小腹下坠，或伴有少量阴道出血者，则称为"胎动不安"。

一、诊断

（一）中医诊断

病史：常有孕后不节房事史、人工流产史、自然流产史或素有癥瘕史。

临床表现：妊娠期间出现少量阴道出血，而无明显的腰酸、腹痛，脉滑，可诊断为"胎漏"；若妊娠期间出现腰酸、腹痛，有下坠感，或伴有少量阴道出血，脉滑，则可诊断为"胎动不安"。

妇科检查：宫颈口未开，子宫增大与孕月相符。

辅助检查：尿妊娠试验阳性。B超提示宫内妊娠、活胎。

（二）西医诊断

1.临床症状

先兆性流产首先出现的症状往往是少量阴道流血，暗红色或血性白带，可伴有轻微下腹胀痛或腰背痛。

2. 体征

观察患者全身状况，有无贫血，并测量体温、血压、脉搏等。在消毒条件下进行妇科检查，表现为宫颈口未开，胎膜未破，妊娠产物未排出，子宫大小与停经周数相符。检查时操作应轻柔。

3. 辅助检查

（1）B型超声显像：对疑为先兆性流产者，可根据妊娠囊的形态、有无胎心反射及胎动确定胚胎或胎儿是否存活。先兆性流产B型超声声像图特点：子宫大小与妊娠月份相符；少量出血者孕囊一侧见无回声区包绕；出血多者宫腔有大量的积血，有时可见胎膜与宫腔分离，胎膜后有回声区；孕6周后可以见到正常的心管搏动。如仅见胎囊而迟迟不见胎儿，或有胎儿而迟迟不见心管搏动出现，均提示预后不良。

（2）血 β-HCG的定量测定：一般妊娠7日在母血中即可测出血人绒毛膜促性腺激素（human chorionic gonadotropin, HCG），随着妊娠的进展，HCG逐渐升高，早孕期HCG的倍增时间为48h左右，孕8~10周达高峰，血清 β-HCG的值低或呈下降趋势提示可能发生流产，如每48h，血 β-HCG水平升高不到65%，预示妊娠预后不良，故连续测定血 β-HCG水平可以了解胎儿情况。

（3）血孕酮的测定：妊娠后孕激素水平持续升高，孕7周孕激素水平为（76.4±23.7）nmol/L，孕8周为（89.2±24.6）nmol/L，孕9~12周为（118.6±40.6）nmol/L，孕13~16周为（142.0±4.0）nmol/L。孕激素水平低下易发生流产。

二、病因病机

中医认为引起胎漏、胎动不安的病因亦不外乎母体因素与胎儿因素，导致其发生的主要病机则为冲任损伤，胎元不固。然肾虚、气血虚弱、血热、血瘀等均可导致冲任虚损而发为本病，但本书中主要讨论以"寒"为主要病因病机的证型。因肾为先天之本，藏精气而主生殖。若父母先天禀赋不足，或房劳多产，大病久病穷必及肾，或孕后纵欲过度、房事不节伤肾耗精，导致冲任损伤，胎元不固而发为胎漏、胎动不安。如《女科经纶·引女科集略》说："女之肾脉系于胎，是母之真气，子之所赖也，若肾气亏损，便不能固摄胎元。"而又因肾乃水火之宅，元阴元阳之所在，故胎漏、胎动不安之寒证的发病主要责之于肾。

三、诊断要点

1. 临床表现

妊娠期间阴道少量出血，色淡暗，可伴有形寒肢冷，腰膝酸软，腰腹冷痛、下坠感，或曾屡孕屡堕，头晕耳鸣，夜尿频多，眼眶暗黑或面部有暗斑；舌淡，苔白，脉细沉弱。

2. 证候分析

素体阳虚，或因孕后贪食生冷寒凉之物攻伐阳气则致阳气愈虚。阳虚则阴寒内盛，肾主系胞，为冲任之本，肾中元阳不足则冲任失固，故胞宫蓄以养胎之血下泄，可见阴道少量流血。而肾失温煦，脏腑生化失期，气血生化不足，则可见下血色淡暗。另肾虚胎元不固有欲堕之势，故见腰酸腹痛下坠之感。而形寒肢冷、腰腹冷痛及舌、脉之征乃孕妇素体阳气不足，阴寒内盛，孕后胎元失其温养之征。综上所述，因命门火衰，元阳亏虚而胞脏失煦，胞宫虚冷而有碍于胞宫孕育胎儿之职，故胎动不安、胎漏。如是肾虚胎失所系，则屡孕屡堕而发为滑胎。

四、治疗方案

（一）西医治疗方案

先兆性流产以保胎治疗为主。

1. 早期先兆性流产

（1）卧床休息，禁忌性生活，尽量减少不必要的阴道检查。

（2）进食营养丰富、易消化的食物。

（3）安定情绪，给予心理治疗，使其情绪安定，增强信心。必要时给予对胎儿危害小的镇静剂，如苯巴比妥 0.03g，1 日 3 次。

（4）内分泌治疗：对黄体功能不足的患者，黄体酮肌内注射 20mg，1 日 1 次；也可使用 HCG 肌内注射 1000U，1 日 1 次，或肌内注射 2000U，隔日 1 次，以促进孕酮的合成，维持黄体功能。或以地屈孕酮片口服，10mg，1 日 2 次；或予以黄体酮阴道缓释凝胶（雪诺同）阴道给药，1 日 1 次，90mg/ 次。黄体支持疗法应持续治疗至胎盘具有自主功能为止，达到孕 12 周后停药。

（5）其他药物：维生素 E 是抗氧化剂，有利于孕卵的发育，1 日口服 100mg。对甲状腺功能低下患者，甲状腺素片口服 0.03 ~ 0.06g，1 日 1 ~ 2 次。

2. 晚期先兆性流产

（1）卧床休息，禁忌性生活。

（2）抑制宫缩药物：一般采用 25% 硫酸镁 16mL 加于 5% 葡萄糖液 100 ~ 250mL 中，在 30 ~ 60min 内缓慢静脉滴注，然后用 25% 硫酸镁 20 ~ 40mL 加于 5% 葡萄糖液 500mL 中，以 1 ~ 2g/h 的速度静脉滴注，直至宫缩停止。用药过程中应注意呼吸（每分钟不少于 16 次）、膝反射（存在）及尿量（每小时不少于 25mL）等。

（二）中医治疗方案

1. 辨证论治

临床表现：妊娠期间阴道少量出血，色淡暗，可伴有形寒肢冷，腰膝酸软，腰腹冷痛、下坠感，或曾屡孕屡堕，头晕耳鸣，夜尿频多，眼眶暗黑或面部有暗斑；舌淡，苔白，脉细沉弱。

治法：温肾健脾，益气安胎。

方药：寿胎丸（《医学衷中参西录》）加减。

寿胎丸：菟丝子、桑寄生、续断、阿胶。

方解：方中用药精纯，以补肾药为主，其中菟丝子、桑寄生、续断补肾温阳益气，阿胶养血止血，全方通过补益先天之本来固冲安胎。若腰腹下坠，隐痛，则加升麻、桑寄生、杜仲等以滋补肝肾，升举阳气；若遇妊娠恶阻，则用白术、陈皮、半夏、苏梗之类健脾理气和胃，或以橘皮、竹茹、乌梅等清肝和胃，以降逆止呕。

2. 中成药

滋肾育胎丸：口服，1 次 5g，1 日 3 次。

3. 中医外治法

（1）穴位贴敷：可将寿胎丸加减方煎膏后敷贴在双侧足三里、三阴交之上，依靠药物渗透作用于穴位，以补肾固冲安胎。隔日 1 次，每次贴 24h 后取下，1 周为 1 个疗程。若穴位处有皮肤破损不宜使用，或贴上后皮肤瘙痒过敏应及时取下。

（2）针刺：古代文献记载，补合谷、泻三阴交可致堕胎。近代文献亦明确指出，孕妇禁针合谷、三阴交。国内学者受到古代对妊娠妇女禁针禁灸思想的影响，涉足于此领域者甚少，罕见针刺、耳针等用于胎动不安、胎漏患者治疗的临床报道，大多选择中药汤剂口服来防治本病。

（三）调护

（1）对于先兆性流产患者，需要其绝对卧床休息，且严禁房事，避免精神刺激，就诊时避免不必要的阴道检查。

（2）本病的预防应做到未病先防，对于因虚致病者可"预培其损"，孕前积极调摄，在夫妇双方身体最佳状态下妊娠而减少发病的概率。而对于已病者，则需要及早安胎，已病防变。

（3）在整个孕期中还可参考徐之才逐月分经之法来养胎，如是围产保健，则可保母子平安。

（4）药膳：

·猪肾煨杜仲：猪肾2只，杜仲、桑寄生各15g。将猪肾对半切开，剖去筋膜，杜仲、桑寄生用纱布包好，加水同煮，至熟为度。食肾饮汤，1日1次，连用1周。

·肉苁蓉白术鸡丝粥：肉苁蓉、白术各15g，鸡丝50g，大米100g。将药材煎水取汁，加入大米中熬粥，待沸后加入鸡丝同煮至熟，少许食盐调味。1日1碗，可补肾助阳，益气安胎。

五、疾病转归

本病一旦发生，需立即就医，以防止大出血造成失血性休克。本病通过积极保胎大多可痊愈。假若患者胎堕难留或就诊时已胎死宫内，即应遵循"速去其胎，以救其母"的原则，对患者实施终止妊娠。

六、现代名家经验

沪上妇科名家朱南孙以寿胎丸化裁，创参芪寿胎丸治疗胎漏、胎动不安之肾虚证疗效显著。主方：太子参15g、黄芪15g、菟丝子12g、桑寄生12g、川续断12g、杜仲12g、女贞子15g、旱莲草15g、苎麻根15g、南瓜蒂12g。若腰酸、腰坠明显者，加覆盆子12g、狗脊（制）12g、枸杞子12g、补骨脂12g等补益肝肾安胎。

岭南罗氏妇科大家罗元恺则创滋肾育胎丸以疗本病，疗效颇佳。主方：菟丝子、砂仁、熟地黄、人参、桑寄生、阿胶、首乌、艾叶、巴戟天、白术、党参、鹿角霜、枸杞子、续断、杜仲。此方仍以张锡纯的寿胎丸为主方，在此基础上倍温肾暖胞之品，另辅以健脾理气之药以先后天同补，最终起到温肾健脾，益气固冲安胎之效。

（注：怀孕是女性的一大挑战，它不仅是孕育胎儿的过程，更是女性一生当中最特别的时候。这种特别来自女性的生理和心理，对其而言是一个角色的转换。先兆性流产为妇女妊娠期常见疾病之一，连续2次以上流产，为复发性流产，严重者可影响患者的身心健康和家庭幸福。中医认为妊娠与肾气、血寒和冲任二脉关系极为密切。《圣济总录》说："女人所以无子，由冲任不足，肾气虚寒故也。"《诸病源候论》云："妊娠数堕胎候，血气虚损者，子脏为风冷所居，则血气不足，故不能养胎，所以致胎数堕……"

现代中西医结合基础研究表明，"肾"与下丘脑-垂体-卵巢轴及生殖内分泌关系密切。肾虚是由于介导神经-内分泌-免疫系统平衡功能的相关物质的基因表达出现异常，使神经-内分泌-免疫的功能失衡所致。

中医在诊治先兆性流产、复发性流产方面有许多独到的地方，如中药、针刺，其是祖国医学治疗疾病的独具特色之处，在临床上治疗反复性流产可收到良好疗效，治疗思路为：壮其子必须补其母；未孕先治，固护根蒂，以保证受孕时精气充沛，因健胎安；既病防治，已病早治。基于复发性流产证治规律的文献研究表明，常用治法分别为补肾健脾，益气养血，活血固冲安胎。《医宗金鉴》治疗滑胎选方择药多为益肾之品。傅青主尤其强调滋肾水的重要性。另外，胎儿的形成与发育，不但需要肾的固摄，而且也离不开血之奉养。由此可见，中医治疗流产以固肾为本，养血为要。寿胎丸源自清代名医张锡纯的《医学衷中参西录》，为治疗滑胎，即所谓屡孕屡坠的习惯性流产之验方。对于"最易流产"的妇女，可在受孕2个月后"徐服一料，必无流产之弊"，并强调该方"屡次用之皆效，故敢确信其然也"。根据贵阳中医学院第二附属医院妇科在诊疗实践中的经验，中医治疗有无毒副作用、治疗成本低、患者痛苦小等多重优点，希望与各位同仁分享。

七、病案举例

女，25岁，已婚，怀孕2次，流产1次。

主诉：停经45日，阴道不规则流血伴下腹隐痛。2日前来就诊。

初诊时，患者既往月经规律，此次就诊已停经45日，半月前自行测尿HCG阳性。2天前因劳累后阴道即有不规则少量血性分泌物，同时伴有下腹隐痛。患者平素怕冷，四肢不温。发病以来纳眠可，二便调。舌淡，苔薄白，脉细滑。

辅助检查：B超示宫内早孕。血 β-HCG 值为 4516mIU/mL，孕酮值为 45nmol/L

西医诊断：先兆性流产。

中医诊断：胎动不安，肾虚。

治法：

（1）卧床休息。

（2）方药：寿胎丸（《医学衷中参西录》）加减。

菟丝子 25g，桑寄生 15g，续断 15g，枸杞子 20g，杜仲 15g，熟地 15g，茜草 10g，乌贼骨 20g，山药 20g，党参 15g，补骨脂 15g，甘草（炙）6g。

上方 7 剂，水煎服，1 日 1 剂。

中成药：滋肾育胎丸口服，5g/ 次，1 日 3 次。

二诊时，患者服药后阴道流血已无，下腹隐痛较前明显减轻；舌淡，苔薄白，脉细滑。

辅助检查：B 超示宫内早孕，单活胎。血 β–HCG 值为 15576mIU/mL，孕酮值为 48nmol/L。

治法：效不更方，原方去茜草、乌贼骨，加黄芪 15g、陈皮 6g，7 剂。

按：《经》云"肾者，主生殖"，肾乃封藏之本。若肾气不足，封藏失司，冲任不固则致孕后胎失所养、胎失所系而见胎漏、胎动不安之症。本案四诊合参乃胎动不安之肾虚之证，患者素体肾中元阳不足，孕后则肾虚冲任失养，冲任不固而致下腹隐痛，阴道下血发为胎动不安，治疗上宜选张锡纯之寿胎丸加减化裁以补肾安胎。方中重用菟丝子以补肾益精，固摄冲任；桑寄生、续断、熟地、补骨脂补肾益肝，养血安胎。另《女科经纶》中提及"妇人经水与乳，俱由脾胃所生"，这从另一方面指出了脾胃在月经产生中的重要作用。脾胃乃气血化生之源，为经血及胎儿生长发育提供物质基础，故"女子以血为本"。本病案方中另辅以山药、党参以健脾益气，以后天充养先天而先后天同补；而对于阴道下血，则合四乌贼骨一藘茹丸以收涩止血。全方共奏补肾固冲，止血安胎之功。

患者二诊时下血已止，效不更方，故在前方基础上去止血之品而稍加补气理气之药，以健运中焦脾气，以期生化气血之源不绝而化精血，以滋肾育胎，补气载胎，补血养胎。

第二节　晚期产后出血

晚期产后出血在中医学中可与"产后恶露不绝"或"产后血晕"互参。其中，产后血性恶露持续10日以上仍淋漓不尽者乃"产后恶露不绝"。

一、诊断

（一）中医诊断

病史：了解有无产程过长、宫内组织残留、产后子宫复旧不良的病史。

临床表现：产后血性恶露日久不尽，量或多或少，色淡红或暗红，可伴有神疲懒言，气短乏力，形寒肢冷，小腹腰骶空坠冷痛。出血量多可合并贫血，严重者可致急性晕厥。

妇科检查：子宫大而软，或有压痛，宫口松弛。恶露量多、色鲜红时应仔细检查软产道以排除软产道损伤。

辅助检查：须将宫内刮出物送病理检查以明确性质。

（二）西医诊断

1. 临床症状

（1）阴道分娩及剖宫产术后1～2周常见，偶有更晚者。

（2）出血量多于月经量，色鲜红，可以一次大量，也可以多次反复，伴或不伴小腹坠痛。

（3）出血多时有头昏、心悸甚至休克。

2.体征

（1）贫血貌：程度依出血量的多少而有所不同。

（2）出血：因出血量和出血速度不同，而有不同程度的心率加快、血压偏低、脉压小、呼吸快。

3.妇科检查

子宫正常或稍大，稍软，轻压痛或无压痛，经阴道分娩者宫颈口松或触及组织无堵塞。

4.辅助检查

（1）血常规：了解感染与贫血情况，必要时查血 HCG。

（2）B 超检查：了解宫腔内有无残留物，剖宫产分娩者了解子宫切口愈合状况等。

（3）胸片：有咳嗽主诉或 HCG 异常者可查胸片。

二、病因病机

本病的主要病机可归纳为冲任失固，气血运行失常。隋代巢元方在其《诸病源候论》中首先提出了"产后血露不尽候"，并认为该病多为"新产而取风凉，皆令风冷搏于血，致使血不宣消，蓄积在内，则有时血露淋漓下不尽"的病机，而后宋代《妇人大全良方》中又记述了"而脏腑夹于宿冷，致气血不调，故令恶露淋漓不尽也"的病机。后世医家在前人理论基础上不断继承发展，现将本病的病因大致分为气虚、血瘀、血热三大类。

而晚期产后出血之寒证虽未被单独归为一类病因，但因产妇产后"多虚多瘀"的特点，若产时产后失血过多，气随血脱，气虚中阳不振故可见虚寒之象。而若出血量多速猛，则阳随阴脱而致亡阴亡阳的危象。另一方面，假若产后调摄不当，外感风寒之邪，寒气乘虚而入，与血相搏结而致血瘀的同时，则可有寒证的表现。

三、诊断要点

1. 临床表现

恶露过期不尽，量多色淡，质稀，无臭气，面色㿠白，神疲乏力，周身乏力，小腹空坠；舌淡，苔薄白。脉沉细弱。或症见恶露过期不尽，量时少时多，色暗夹块，小腹疼痛拒按，腰腹冷痛喜温；舌紫暗或边有瘀斑瘀点，脉沉涩。

而若产时产后失血过多，突然晕厥，面色苍白，心悸胸闷，甚则重者昏不知人，眼闭口开，手撒肢冷，冷汗淋漓；舌淡，无苔，脉微欲绝或浮大而虚。

2. 证候分析

气虚子宫失摄，故恶露过期不止而量多，气虚中阳不振，寒从内生，血失温煦，故恶露色淡、质稀，无臭味；另气虚清阳不升则面色㿠白，中阳不振则神疲乏力，四肢不温；另气虚下陷则可见小腹空坠，舌淡，苔薄白，脉沉细弱，乃气虚中阳不振之征。

另一方面，产后瘀血阻滞胞宫，复感外寒以致寒凝血瘀，故恶露过期不尽，量或少或多，色暗夹块。瘀血阻滞，经脉不畅，故小腹痛拒按，寒邪客于胞宫则见小腹腰骶冷痛喜温，而舌紫暗或边有瘀斑瘀点，脉沉涩乃一派寒凝血瘀的表现。

而若产时产后失血过多，心失所养，故见晕厥，甚则昏不知人。气随血脱，阳气不敷故四肢厥冷。营阴暴脱，阴不内守，虚阳浮越于外，故冷汗淋漓。舌淡无苔，脉微欲绝或浮大而虚，则为血虚气脱之征。

四、治疗方案

(一) 西医治疗方案

急诊住院治疗，如有休克立即抗休克治疗，同时止血治疗，记24h出入量。

阴道分娩且B超无宫内残留组织的，可给予缩宫素及足量广谱抗生素；阴道分娩且B超有宫内残留组织的，立即在输液、备血的情况下行清宫术，刮出组织应送病理检查，以明确诊断，术后继续给予抗生素及子宫收缩剂。

剖宫产术后阴道流血，B超提示无宫内残留组织的，绝对卧床休息，足量广谱抗生素及缩宫素静脉滴注，注意阴道出血情况，如反复多量出血，应开腹探查。若组织坏死范围小，炎性反应轻，患者又有生育要求，可选择清创缝合以及髂内动脉、子宫动脉结扎法止血而保留子宫。否则，宜切除子宫。由于病灶在子宫下段，切除子宫必须包括子宫体及部分宫颈，故宜行低位子宫次全切除术，或行子宫全切术。

剖宫产术后阴道流血，B超提示有宫内残留组织的，应在手术室做好输液、备血、开腹准备的情况下，由有经验的医生行清宫术，或在B超引导下行清宫术，一旦出血不止即刻行开腹手术。

观察期间及术后注意改善贫血，定期复查血常规。

（二）中医治疗方案

1. 辨证论治

（1）气虚证：

临床表现：恶露过期不尽，量多色淡，质稀，无臭气，面色㿠白，神疲乏力，周身乏力，小腹空坠；舌淡，苔薄白，脉沉细弱。

治法：补气摄血固冲，温经养血止血。

方药：补中益气汤（《脾胃论》）加减。

补中益气汤：人参、黄芪、白术、当归、陈皮、柴胡、升麻、甘草。

方解：全方以补中益气汤为主大补中焦脾气。合艾叶、阿胶或棕榈炭、血余炭等以温经养血止血。全方补气以摄血。若恶露日久不净，伴有腰酸至软，头晕耳鸣者，加菟丝子、巴戟天、杜仲等补肝肾，固冲任。

（2）血瘀证：

临床表现：恶露过期不尽，量时少时多，色暗夹块，小腹疼痛拒按，腰腹冷痛喜温；舌紫暗或边有瘀斑瘀点，脉沉涩。

治法：活血化瘀，温经止血。

方药：生化汤（《傅青主女科》）加减。

生化汤：当归、川芎、桃仁、炮姜、甘草。

方解：方中川芎、桃仁共为君药以活血化瘀止血，辅以当归活血止血补血，另佐炮姜温经止血。因产后宜温，且鉴于产后元气损伤，多虚多瘀的病理特点，以傅氏产后生化汤为主方，可合四君子汤以补虚化瘀；而若腹痛明显，恶露夹块，色暗且量多，加蒲黄（炒）、益母草以增祛瘀止血之效。

（3）厥脱证：

临床表现：产时产后失血过多，突然晕厥，面色苍白，心悸胸闷，甚则重者昏不知人，眼闭口开，手撒肢冷，冷汗淋漓；舌淡，无苔，脉微欲绝或浮大而虚。

治法：益气温阳固脱。

方药：参附汤（《校注妇人良方》）。

参附汤：人参、附子（制）。

方解：方中人参大补元气，以固脱生津；附子则温里散寒，回阳救逆。若下血量多不止，则加炮姜炭、荆芥炭、棕榈炭等偏温止血之品来增强止血之力。

2. 中成药

新生化颗粒：口服，2袋/次，1日2~3次。

3. 中医外治法

（1）针刺：关元、公孙、三阴交、隐白为主穴，地机、肾俞、命门为配穴，毫针针关元平补平泻，公孙、三阴交、隐白泻法，余穴补法。1日1次，1周为1个疗程。

（2）耳穴贴压：可选用内生殖器、皮质下、内分泌、肾、肝、脾，双耳交替使用。3日1次，1周为1个疗程。

（3）穴位注射：选用黄芪当归注射液，穴位注射气海、关元、中极、肾俞、关元俞。1日1次，1周为1个疗程。

4. 中医特色治疗

厥脱证病情危重，宜采取中西医结合手段救治病人。

（1）针刺艾灸：取穴素髎、水沟、内关、关元、神阙、百会。素髎、水沟用毫针泻法，内关用补法，余穴用灸法。

（2）耳穴：选肾上腺、皮质下、心，毫针刺，中等强度刺激。

（三）调护

（1）提高助产技术，正确处理分娩的3个产程。认真检查胎盘、胎膜是否完整，有无残留。如有软产道损伤应及时处理。

（2）产后要注意观察子宫复旧及阴道出血情况，一旦发生产后出血量多，须迅速查明出血的原因，及时纠正失血引起的各种并发症。

（3）产妇在产褥期内注意适当休息，注意产褥期卫生，避免感受风寒。

（4）药膳：

·益母草蒸鸡：益母草50g，鸡1只。将鸡褪毛、去内脏，洗净切块，煎益母草去渣取汁，药汁合肉隔水蒸熟，加调味，饮汤食肉。益母草同甘温补虚的鸡肉合用，具有益气养血，活血祛瘀的功效，适用于产后恶露不绝。

·山楂粥：山楂 15g，红糖 10g，大米 60g。山楂加水煎取浓汁，与红糖、大米煮粥食用，可用于寒凝血瘀所致的产后恶露不绝。

五、疾病转归

本病大多及时治疗后可愈。但如果失治误治，造成患者大出血则可造成贫血，甚者直接导致脑垂体缺血性坏死而发为席汉氏综合征。若 B 超发现宫内有胎盘、胎膜残留，应及时清宫，以避免宫内继发性感染而致败血症。

六、现代名家经验

历代医家对于本病的诊治本着"产后多虚多瘀"及"产后宜温"的理论基础，大多选用傅青主产后生化汤为主方而随证化裁加减，或补气化瘀止血，或温经化瘀止血等。河南褚玉霞自拟加参生化汤以治疗产后寒凝血瘀所致的恶露不绝。组成：黄芪 30g，当归 15g，川芎 10g、桃仁 6g、红花 15g、丹参 30g、泽兰 15g、黑荆芥 10g、益母草 30g、炮姜 6g、肉桂 6g、甘草(炙)5g，并用红糖作药引。

七、病案举例

患者，女，26 岁。

主诉：患者 20 余日前经剖宫产一女婴，产后血性恶露持续淋漓不尽 20 余日，来诊时阴道下血，量少，色暗夹块，小腹疼痛拒按，腰腹冷痛喜温，纳眠可，二便尚调；舌暗，苔薄白，脉涩。

妇科检查：子宫常大，稍软，轻压痛，余无特殊。

辅助检查：血常规未见异常。B超示子宫附件未见异常。血HCG值<5mIU/mL。

西医诊断：晚期产后出血。

中医诊断：产后恶露不绝，寒凝血瘀。

治法：

(1)头孢克肟胶囊1盒，以预防感染。

(2)方药：投生化汤(《傅青主女科》)加减。

川芎15g，当归15g，桃仁15g，红花15g，益母草20g，炒蒲黄10g，艾叶10g，菟丝子25g，桑寄生15g，五灵脂8g，炮姜10g。

上方5剂，水煎服，1日1剂。

按：《医宗金鉴》有载："产后恶露乃裹儿污血，产时当随胎而下。若日久不断，时时淋漓者，或因冲任虚损，血不收涩，或因瘀行不尽，停留腹内……"本案中，结合脉症，患者产后恶露近1个月为净，量少，色暗夹块，小腹疼痛拒按，腰腹冷痛喜温，乃产后恶露不绝之寒凝血瘀证。因产时血脉受损，产后元气大虚，肌肤腠理不固，寒邪外侵，故寒凝血瘀以致血不归经而恶露不绝。治疗上则守《黄帝内经》中通因通用之法，宜温化瘀血来祛瘀生新。故用傅氏产后生化汤加味，方中川芎、当归、桃红等以活血行血，化瘀以止血，合失笑散增强化瘀止痛之效；另辅以艾叶、炮姜以温通经脉；另考虑产后治疗上宜"祛瘀不忘虚"，故佐菟丝子、桑寄生以温补肝肾。全方得此共奏温经散寒，祛瘀止血之功。

第三节　产后身痛

产后身痛是指产妇在产褥期内出现肢体或关节酸楚、疼痛、麻木或重着者。虽现代医学中未有与之相符的疾病，但据其临床症状与体征，西医妇产科学中产褥期内因风湿、类风湿所致的关节疼痛与产后坐骨神经痛出现相似症状者，可与本病互相参考。

一、中医诊断

病史：产时或产后失血过多，产褥期调摄不当，居住环境潮湿阴冷或感受风寒之邪。

临床表现：产褥期内出现肢体、关节酸楚疼痛，屈伸不利，麻木重着，甚或肿胀者。

辅助检查：本病实验室检查多为阴性结果，类风湿因子、红细胞沉降率（erythrocyte sedimentation rate，ESR）、抗"O"抗原（简称抗"O"）、X 线等有助于本病的诊断，可排除器质性病变。

二、病因病机

传统中医理论认为，痛证的发病不外两因：不通则痛、不荣则痛。受此理论影响，各中医典籍中关于产后痹证的病因病机亦不外乎产后气血亏虚、营卫亏损、脏腑不足、过早劳役、瘀血阻络及感受外邪等，其中均以"虚"为主，临床多为虚实夹杂者。以上几种因素很少单独为病，临证多为虚实错杂，且虚证又以血虚为主，可兼夹外感、肾虚或血瘀。因此，本病的发生是以血虚为本、风寒湿邪瘀结为标，本虚标实，虚实夹杂。

妇女产后气血两虚，百节失养，腠理疏松，倘若起居失调，风寒湿邪乘虚而入，稽留于关节、肢体，使得气血运行不畅，瘀阻经络，故见周身疼痛而发为产后痹证。

三、诊断要点

1. 临床表现

产褥期内产妇肢体、关节酸楚疼痛，屈伸不利，麻木重着甚或肿胀。痛无定处，冷痛剧烈，如针刺感，喜温喜按，得热痛减，甚或关节肿胀，麻木重着，伴恶风寒；舌淡，苔薄白，脉濡细。

2. 证候分析

产时亡血耗气伤精致元气亏损，气血不足，故卫表不固，腠理不密。加之起居失调，冒感外邪，风寒湿邪杂合而留滞于经络关节，气血运行受阻，痹阻不通而发为肢体关节疼痛，屈伸不利。若为风邪则痛处不定，而寒邪独盛则寒凝血瘀，疼痛剧烈如针刺。若得热则血行，故喜温喜按，得热痛减而舒。而若湿邪偏盛，则留滞关节而致肿胀，且有麻木重着之感。另产妇恶风寒，舌脉亦为产后气血亏虚，且复感风寒之邪的表现。

四、治疗方案

(一) 中医治疗方案

1. 辨证论治

临床表现：产褥期内产妇肢体、关节酸楚疼痛，屈伸不利，麻木重着，甚或肿胀，痛无定处，冷痛剧烈，如针刺感，喜温喜按，得热痛减，伴恶风寒；舌淡，苔薄白，脉濡细。

治法：养血祛风，散寒止痛。

方药：独活寄生汤（《备急千金要方》）。

独活、桑寄生、杜仲、牛膝、细辛、秦艽、茯苓、肉桂、防风、川芎、人参、甘草、当归、白芍、干地黄。

方解：方中重用独活为君，辛苦微温，善治伏风，除久痹，且性善下行，以祛下焦与筋骨间的风寒湿邪；臣以细辛、防风、秦艽、肉桂，细辛入少阴肾经，长于搜剔阴经之风寒湿邪，又除经络留湿，秦艽祛风湿，舒筋络而利关节，肉桂温经散寒，通利血脉，防风祛一身之风而胜湿。全方君臣相伍，共祛风寒湿邪。其中此病亦可分期论治：产褥期者以气血虚为主，治疗应乘邪浅病轻之时及早治疗，治当大补元气，养营血，荣经络，多合黄芪桂枝五物汤加减化裁。产后期者，以脉络不通为主，多为失治误治缠绵数月乃至数年不愈，甚则丧失劳动能力，治宜侧重化瘀通络，常与身痛逐瘀汤或生化汤合方化裁。

2. 中医外治法

（1）针刺：治宜祛风驱邪，活血通络。选取风门、风池。留针期间用平补平泻法行针 1～2 次。大椎穴用温灸器施灸，以局部皮肤温热、红晕为度。1 日针灸 1 次，10 次为 1 个疗程；休息 3～5 日，开始下一疗程的治疗。共治疗 3 个疗程。

（2）推拿：可采用一指禅法、捏揉法、拨法、拿法等，以疏经通络，温阳逐湿，活血化瘀，健脾助运为治疗原则来取穴。1 日 1 次，1 周为 1 个疗程。

（3）穴位贴敷：可将通经活络、散寒止痛方中的中药材打粉以凡士林调匀后敷贴在阿是穴或疼痛点上。

（4）中药熏蒸、药浴：单独用独活桂枝汤熏洗发汗，驱逐风寒之邪。将中药液约 6000mL，加入水疗浴盆中，保持 36～40℃水温，颈部以下全身浸于水中，以全身微微汗出为度。浸浴后及时擦干全身，避风寒，隔 1 日 1 次，10 次为 1 个疗程。

（5）药罐：将竹罐倒置在药液（该药液选用贵阳中医学院第二附属医院妇科协定方）中，煮沸 1～2min，然后用镊子夹住罐底，拿出液面，甩去水液，乘热按在局部疼痛的部位，即能吸住，10min 后取出。1 日 1 次，1 周为 1 个疗程。一般治疗需要 2~3 周。

组成：千年健、追地风、透骨草、羌活、独活、续断、川椒、五加皮、乌头、艾叶、白芷等。

（二）调护

（1）本病的调护重在注意产褥期的护理，要慎起居，避风寒，注意通风的同时还要注意保暖，避免长时间在阴冷潮湿的环境中停留。

（2）加强产褥期营养的摄入，保持乐观积极心情，适当活动有助于减少本病的发病。

（3）药膳：

·黑豆泡酒：黑豆 125g，黄酒 1000g。先将黑豆用文火炒至半焦，装入容器中，倒入黄酒浸泡 1 周后，去豆渣即成。1 日 3 次，30g/ 次。

·当归生姜羊肉汤：羊瘦肉 500g，当归 75g，生姜 750g，大茴香、桂皮、精盐各适量。先将当归、生姜放入布袋，用线扎好，与洗净、切成块的羊肉一起放入锅内，加大茴香、桂皮和清水适量，文火焖煮至烂熟，去大茴香、桂皮和药袋，加盐调味，吃肉喝汤。

五、疾病转归

本病的转归和预后与患者自身体质、病情轻重、治疗调摄等诸多因素相关。若及时治疗，大多可以治愈，预后可。若失治误治，日久不愈则机体正气愈亏，久病邪气入络，则经脉气血瘀阻愈甚，最终转为虚实夹杂之证，以致患者关节肿胀难消、屈伸不利，甚或筋脉挛拘、肌肉萎废而痿痹残疾。

六、现代名家经验

对于因寒所致的产后身痛，国医大师路志正善用防己黄芪汤（组成：防己、黄芪、甘草、白术）加味以治疗本病，而广东王巧云则以当归四逆汤（组成：当归、桂枝、芍药、细辛、通草、甘草、大枣）温经散寒，养血通脉来治疗本病。

七、病案举例

患者女，32岁，已婚。

主诉：患者平素月经规律，2个月前平产一男婴。1个月前因不慎冒雨外出后即感周身冷痛，四肢关节尤甚，喜温喜揉按。平素体质差，恶寒。发病以来，纳眠尚可，二便调。舌淡，苔薄白，脉濡细。1周前于外院风湿免疫科就诊，查X片，类风湿因子、ESR、抗"O"等均未见异常。

初诊诊断为产后身痛肾虚夹风寒。

治法：独活寄生汤合黄芪桂枝五物汤加减。

羌活15g，独活15g，桑寄生20g，续断15g，当归15g，鸡血藤20g，杜仲15g，怀牛膝20g，川芎12g，防风10g，白芍20g，元胡15g，黄芪20g，桂枝15g，木瓜15g。

7剂，水煎服，1日1剂。

二诊时患者诉身痛较前减轻，但仍自觉四肢不温，关节处冷痛。续以前方加细心3g、肉桂6g，服7剂。

按： 据产后多虚的理论基础，对于产后身痛之寒证的治疗，必先补肝肾，强筋骨，在此基础上再配以散寒除湿，疏经通络的治疗。本案中患者乃因感受风寒湿邪而患痹证，又因素体亏虚，肝肾不足，故为虚实夹杂之证。因风寒湿邪客于肢体关节，气血运行不畅，故见腰膝疼痛，久则肢节屈伸不利，或麻木不仁。正如《黄帝内经·素问·痹论》所言："痹在于骨则重，在于脉则血凝而不流。"肾主骨，肝主筋，邪客筋骨，日久必致损伤肝肾，耗伤气血。又因腰为肾之府，膝为筋之府，肝肾不足，则见腰膝痿软。气血耗伤，故心悸气短。《黄帝内经·素问·逆调论》云："营气虚则不仁，卫气虚则不用，营卫俱虚则不仁且不用。"因本证属正虚邪实，治宜扶正与祛邪兼顾，既应祛散风寒湿邪，又当补益肝肾气血，故选用独活寄生汤加减以养血祛风，散寒除湿。全方祛风散寒除湿以祛邪、补气血，益肝肾以扶正，标本同治。患者服药后，身痛症状较前缓解，但仍感四肢不温，关节恶风寒。效不更方，原方上倍温里通阳之品以助血脉温通，得此则寒湿温化，身痛可除。

第四章　不孕症

一、诊断

（一）中医诊断

有正常性生活，未避孕 1 年以上而未能怀孕者，伴有肾阳虚或寒凝、血瘀症状与体征。

（二）西医诊断

参照《妇产科学》(第 8 版)(谢幸等，人民卫生出版社，2013年)。

病史：既往有盆腔炎症性疾病史，或人工流产史、宫腔手术操作史等能引起输卵管炎症的疾病史或手术史。

症状：根据不孕症患者病因的不同，可兼有不同的临床症状，如排卵功能障碍者常有月经失调、闭经、多毛、肥胖等表现，输卵管炎症导致不孕者常有下腹疼痛、白带增多等症状，子宫内膜异位症患者常有痛经等不适。

体征：病因不同，体征各异。如输卵管炎症引起者，妇科检查可有附件增厚、压痛；子宫内膜异位症患者可触及后穹隆触痛结节；子宫肌瘤者，可伴有子宫增大；多囊卵巢综合征患者有痤疮、多毛、肥胖等。

实验室检查：通过男女双方全面检查找出病因，是治疗不孕症的关键。

（1）男方检查：精液检查。

（2）女方特殊检查：①卵巢功能检查：排卵功能障碍者基础体温（basal body temperatare，BBT）测定可见 BBT 单相，B 超监测排卵未见排卵或卵泡发育不良。②输卵管通畅检查：输卵管通液术可发现阻力大，子宫输卵管碘油造影术检查可见输卵管形态扭曲，积液，造影剂在盆腔聚集，弥散效果不好。③B 超检查：可诊断盆腔肿瘤、子宫病变，还可监测排卵情况等。④腹腔镜检查：可直视子宫、附件情况，了解有无粘连，输卵管有无扭曲，盆腔内有无子宫内膜异位病灶。⑤X 线检查：垂体肿瘤时，X 线检查或 CT 扫描可发现蝶鞍区异常。

二、病因病机

《黄帝内经·素问·上古天真论》云："二七而天癸至，任脉通，太冲脉盛，月事以时下，故有子……七七，任脉虚，太冲脉衰少，天癸竭，地道不通，故形坏而无子也。"《诸病源候论》引《养生方》说："月水未绝，以合阴阳，精气入内，令月水不节，内生积聚，令绝子。"不孕的主要病因病机为肾虚，肝气郁结，瘀滞胞宫，痰湿内阻，致冲任不能相资，不能摄精成孕。

（一）肾阳虚

《圣济总录》中记载："妇人所以无子者，冲任不足，肾气虚寒也……若冲任不足，肾气虚寒，不能系胞，故令无子。"《傅青主女科》载："妇人有下身冰冷，非火不暖……夫寒冰之地，不能长草木，重阴之渊不长鱼龙，今胞宫即寒，何能受孕……盖胞胎居于心肾之间，上系于心而下系于肾，胞胎之寒凉，乃心肾二火之衰微也。"先天禀赋素弱，或因后天房事不节，性生活过度，耗伤肾中精气，肾精肾气亏虚，肾中阴阳失衡均可导致不孕。

肾阳不足，命门火衰，阳虚气弱，肾失温煦，不能触发氤氤乐育之气以摄精成孕。

（二）外感寒邪

《诸病源候论》指出："若风冷入于子脏，则令脏冷，致使无儿……然妇人夹疾无子，皆由劳伤血气，冷热不调，而受风寒，客于子宫，致使胞内生病，或月经涩闭，或崩血带下，致阴阳之气不和，经血之行乖候，故无子也。"《妇人大全良方》曰："因将摄失宜，饮食不节，乘风取冷，或劳伤过度，致令风冷之气乘其经血，结于子脏，子脏得冷，故令无子也。"说明风寒袭于胞宫可致不孕。

外感寒邪，客于胞宫胞脉；寒凝，血液运行受阻，瘀血内停，阻滞冲任胞宫，不能摄精成孕。

三、诊断要点

1. 临床表现

有正常性生活，未避孕 1 年以上而未能怀孕。

2. 证候分析：

（1）肾阳虚：月经迟发，或月经后推，或停闭不行，经色暗淡，性欲淡漠，小腹冷，带下量多，清稀如水。或子宫发育不良，头晕耳鸣，腰膝酸软，夜尿多，眼眶暗，面部暗斑，或环唇暗；舌质淡暗，苔白，脉沉细尺弱。

（2）寒凝血瘀：月经多推后，小腹冷痛，经来腹痛，经色紫暗，有血块，块下痛减，喜温；舌质紫暗或舌边有瘀点，苔薄白，脉弦或弦细涩。

四、治疗方案

（一）西医治疗方案

1. 输卵管性不孕的治疗

根据病变部位、粘连程度、累及范围、不孕年限、是否合并其他不孕原因以及患者意愿，选择合适的治疗输卵管性不孕的方法。

（1）双侧输卵管阻塞的治疗：根据输卵管阻塞部位和程度的不同选择不同的治疗方案。①输卵管伞端粘连阻塞可行盆腔粘连松解术和输卵管伞成形术。如为轻度输卵管积水，可行输卵管造口术，其可能较输卵管切除术对卵巢功能的影响小，一方面既引流了有害的输卵管积水，又寄望通过机体的改建，恢复输卵管的功能，从而保留自然妊娠的可能；但有术后粘连再次形成积水的可能。针对积水严重、功能已完全丧失不能保留的输卵管，可行输卵管切除术。切除时应尽量保留其系膜，减少对卵巢血供可能产生的影响。②输卵管间质部阻塞手术复通难度大，复通率低，建议直接行体外受精——胚胎移植（invitro fertilization and embryo transfer，IVF-ET）。③单纯的输卵管结扎后峡部阻塞，可以考虑行结扎部位切除后的输卵管峡部端吻合术。

（2）输卵管通而不畅的治疗：如通而不畅是由伞端部分阻塞和单侧输卵管峡部阻塞引起的，可分别按双侧输卵管阻塞的方法进行治疗；输卵管间质部和峡部部分阻塞的患者，腹腔镜可能没有阳性发现，可以行宫腔镜下输卵管插管疏通术治疗。

（3）输卵管慢性炎症的治疗：仅适用于输卵管粘连、阻塞程度较轻、病变时间短者等，否则治疗效果不佳。可行口服活血化瘀中药，中药保留灌肠和穴位注射，配合超短波物理治疗等方法，以促进局部血液循环，有利于炎症消除。

（4）IVF-ET：经过输卵管和盆腔整形手术后6个月至1年仍不能获得自然妊娠的患者，获得自然妊娠的机会已很低，一般不主张再做成形手术，而建议直接采用试管婴儿。输卵管因素不孕的患者倾向于采用体外受精（IVF），尤其是年龄大、不孕年限长，合并其他不孕因素，或上述手术与非手术治疗效果不好时，应尽快采用 IVF，以免错过女性最佳生育期，导致妊娠率下降。

2. 排卵障碍性不孕的治疗

诱导排卵俗称"促排卵"，是治疗无排卵性不孕的主要手段，指对有排卵障碍的患者采用药物或手术方法诱发卵巢的排卵功能。一般，以诱导单卵泡或少数卵泡发育为目的，主要应用于排卵障碍性不孕的治疗和（或）结合宫腔内人工授精技术应用。

3. 免疫性不孕的治疗

免疫性不孕的治疗可从减少抗精子抗体（anti-spermantibody，AsAb）产生、抑制 AsAb 产生、去除结合精子的 AsAb 及克服 AsAb 干扰几方面着手。

（1）减少 AsAb 产生：隔绝疗法采用为期 6 个月以上的安全套避孕，这样既可使体内原有的抗体效价降低或消失，又避免了精液抗原进入女性生殖道产生新的抗体。其疗效不确定，目前一般与其他治疗方法联合应用，或仅在非排卵期使用安全套。

（2）抑制 AsAb 产生：药物治疗分下列几种：①针对免疫性不育的病因，如生殖系感染、前列腺炎、精囊炎和附睾炎等，采用合适的抗菌药物；②免疫抑制疗法，主要应用皮质类固醇类药物，如泼尼松、甲基泼尼松龙、倍他米松和地塞米松等，一般疗程约为 6 个月。

（3）克服 AsAb 干扰：辅助生殖技术（assisted reproductive technology，ART）保守治疗无效可行宫腔内人工授精助孕治疗，以避开宫颈黏液屏障。对于不明原因不孕且高度怀疑免疫问题，而前述治疗方法又无效者，建议尽快采用合适的 ART 技术（如 IVF）。

4. 不明原因性不孕的治疗

（1）期待治疗：对不明原因不孕自然过程的远期预后，目前尚没有研究资料。

（2）药物治疗：对年龄较轻而不孕年限较短的夫妇，应给予他们充分的时间等待，一般至少 2 年。在此期间，应予注意与妊娠有关的其他健康问题，例如戒烟、超重者减轻体重及改善原有的不良习惯等。将不明原因不孕的治疗步骤归纳为"三部曲"：诱导排卵—宫腔内人工授精（intrauterine insemination, IUI）—IVF-ET。

（3）促排卵联合或不联合宫腔内人工授精：在不明原因的不孕治疗方面，促排卵联合或不联合宫腔内人工授精开始于 20 世纪 80 年代中期，目前还在继续应用且有显著增加的趋势，氯米芬和促性腺激素被应用在促排卵的治疗中。

（4）IVF-ET：如果持续 3 个周期以上的促排卵加 IUI 治疗仍未成功，意味着该治疗的效果已经很不乐观。IVF 也提供了一个对不明原因不孕病因的诊断，看是否不孕的问题发生在受精环节，在不明原因不孕症夫妇采用 IVF 常规受精时，可有 11% ~ 22% 受精失败的风险。这类患者在以后的周期改用卵泡浆内单精子显微注射的受精方法可以获得较高的妊娠率。

5. 男性不育的治疗

应根据不同的致病因素采用不同的治疗方法。对于病因明确的，应积极采用相应的措施治疗，以提高其精子质量。对于不明原因造成的精子质量低下，可以尝试采用中药联合调整精神状态、生活习惯来改善精子质量。若效果不明显，或合并其他不孕原因、女方年龄大及不孕年限长等，应及时采用辅助生殖技术。

（二）中医治疗方案

1. 辨证论治

临床表现：月经迟发，或月经后推，或停闭不行，小腹冷痛，经来腹痛，经色暗淡或紫暗，有血块，块下痛减，喜温，带下量多，清稀如水，或伴腰膝酸软，夜尿多，眼眶暗，面部暗斑，或环唇暗；舌质淡暗或紫暗或舌边有瘀点，苔白，脉细尺弱或弦或弦细涩。

治法：温经散寒，调经助孕。

方药：温胞饮（《傅青主女科》）或右归丸（《景岳全书》）。

白术、巴戟天、人参、杜仲、菟丝子、淮山药、芡实、肉桂、附子（制）和补骨脂。

方解：温胞饮中白术补气健脾，滋养化源，以利腰脐之气血，且土炒后，同气相求，更增其入脾补土之力；巴戟天温肾暖宫，《本草正义》谓"巴戟隆冬不凋，味辛气温，专入肾家为鼓舞阳气之用。温养元阳，邪气自除"，盐水浸后，更增其入肾补火之力。二药均重用至 1g，一培后天之土，一补先天之火，共为君药。人参、淮山药助白术补气健脾；杜仲、菟丝子和附子（制）助巴戟天补肾益精，温肾壮阳。五者共为臣药。芡实甘平，补肾益精，收敛固涩，明代缪希雍谓其"得水土之阴者能抑火"，故可抑桂、附等辛热之品耗伤精气，为佐药。肉桂入肾，补命门真火且益心阳，益火消阴，祛沉寒痼冷；补骨脂苦温入心肾，温肾壮阳，清代黄宫绣谓其"能使心胞之火与命门之火相通"。二者共为使药。十药相合，君、臣、佐、使，并然分明，共奏温补心肾，益火消阴，祛寒除冷，养精益气之功。故傅氏自注云："水煎，服 1 个月而胞胎热。此方之妙，补心而即补肾，温肾而即温心，心肾之气旺则心肾之火生；心肾之火生，则胞胎之寒自散。"

若胞宫发育不良，可酌加血肉有情之品，如紫河车、鹿角霜及桃仁、丹参和芫蔚子等补肾活血，通补奇经，以助胞宫发育；若偏于寒凝血瘀，可酌加少腹逐瘀汤。

2. 中成药

（1）妇科再造丸：口服，10 粒 / 次，1 日 2 次，经前 1 周服用，1 个月经周期为 1 个疗程。

（2）滋肾育胎丸：口服，5g/ 次，1 日 3 次。

（3）定坤丹：口服，3.5g/ 次，1 日 2 次。

3. 中医外治法

（1）针刺：不孕寒证与肝、脾和肾关系密切，与气血不调有关，故应用针刺法，可选用冲、任、督脉有关俞穴和肾、肝和脾经的某些俞穴。常用穴位如三阴交、气海、太冲、关元、血海、归来、中极、大赫、脾俞、肾俞、命门和足三里等，其中以三阴交最常用，其次为气海、关元。宜用补法。针刺方法利用毫针为针刺工具，经手法操作捻转进针，得气后（患者出现酸、麻、胀和肿等针感，同时施针者也感到针下沉紧），留针10 min，以捻转或用指甲刮针柄方式再加强针感，之后再留针15 min 拔除，每次治疗时间为 25 min。1 日 1 次，10 日为 1 个疗程，连用 2 ~ 3 个疗程。经期停，受孕后停。

（2）艾灸：关元、神阙、中极、子宫、归来、八髎、足三里、肾俞、命门、关元俞、气海俞和三阴交等。以局部有温热舒适感觉为度，每次 30min，1 日灸 1 次，10 日为 1 个疗程，连用 2～3 个疗程。经期停，受孕后停。

（3）药罐：将竹罐倒置在药液（该药液为贵阳中医学院第二附属医院之院内制剂）中，煮沸 1～2min，然后用镊子夹住罐底，颠倒提出液面，甩去水液，乘热按在腹部皮肤上，即能吸住。1 日 1 次，10 日为 1 个疗程，连用 2～3 个疗程。可沿膀胱经、督脉拔罐，以通经活络，活血化瘀。

（4）穴位注射：注射器选用 2～5mL，针头 2～5mL，进针 1.0～1.5 寸，选用红花、当归和丹参酮等注射剂，以温肾散寒，培元益气，调经助孕。选华佗夹脊穴（第 4、5 腰椎椎棘突下旁开 0.5 寸）与膀胱经穴位（三焦俞、肾俞、气海俞、关元俞、大肠俞、小肠俞、膀胱俞和八髎）。

（5）中药外敷：取千年健、追地风、透骨草、羌活、独活、续断、川椒、五加皮、乌头、艾叶、白芷、鸡血藤、防风和皂角刺等活血化瘀，消癥散结之品，通过中药塌渍下腹部使药物局部作用于病灶，用于治疗输卵管慢性炎症引起的不孕。1 日 1 次，10 日为 1 个疗程，连用 2～3 个疗程。

（6）穴位贴敷：将小茴香、干姜、延胡索、没药、当归、川芎、肉桂、赤芍、五灵脂、熟地、当归、杜仲和艾叶等，煎制成膏，贴敷关元、中极、血海、脾俞、肾俞、次髎、肝俞、足三里和三阴交，以温经散寒，活血通络。隔日 1 次，10 日为 1 个疗程、连用 2～3 个疗程。

（7）药棒按摩：按摩足三里、三阴交，1 日 1 次，10 日为 1 个疗程，连用 2～3 个疗程。

（8）耳穴贴压：选内生殖器、皮质下、肾、肝和内分泌，每次 2～4 穴，或两耳交替。

（9）中药保留灌肠：当归 12g，赤芍 12g，三棱 100g，莪术

10g，桃仁 10g，红花 10g，黄柏 12g，麦芽 (炒)15g，山萸肉 15g，枸杞子 15g，何首乌 15g 等温经散寒，活血通络之品，通过灌肠使药物局部作用于病灶，1 日 1 次，10 日为 1 个疗程，连用 2～3 个疗程。

（三）调护

（1）在选择婚配、婚龄、聚精养血、交合有时及交合有节诸方面均遵循求嗣之道。

（2）调治劳伤瘤疾，尤以种子先必调经和治疗带下病最为紧要。

（3）舒畅情志，夫妻之间的良好心态环境尤为重要。

（4）做好个人卫生，预防感染，实行计划生育，预防流产。

（5）药膳：

·红花孕育蛋：鸡蛋 1 个，藏红花 1.5g。鸡蛋打一个口，放入藏红花，搅匀蒸熟即成，月经来潮的第二日开始服，1 日吃 1 个，连吃 9 个，持续服 3～4 个月经周期。主治气虚夹瘀不孕。

·鸡煮益母草：乌鸡 1 只，益母草 500g（分成 4 份，分别用酒、醋、姜汁和川芎汁浸透、炒干）。将制好的益母草放入鸡膛内，用清汤煮，鸡淡吃，或酒送下亦可。鸡骨并药渣焙干为末，加当归 120g、续断 60g、姜 18g 为末，炼蜜为丸，每丸 9g，每日早、中、晚各服 1 丸。主治久不孕者。

·当归远志酒：当归、远志各 150g，甜酒 1500g。将当归与远志用纱布封好，以酒浸泡，密封。7 日后可开取，去渣备用。每晚温饮，随量饮之，不可间断。酒用尽，依法再制。活血通经，调和气血，适用于妇女月经不调或气血不足者。

五、疾病转归

经过调理，寒证的各项症状消失，成功受孕，B 超检查宫内妊娠。此后，应保胎治疗。

六、现代名家经验

裘笑梅认为子宫内膜异位症之不孕由于病程长久，"久病及肾"，肾阳不足则任脉通畅乏力，经血更易结聚，如此恶性循环，再难摄精成孕，且肾主生殖，阳气有助于血水之运化，子宫经血又依赖于冲任胞脉的输注，故于临床治疗中当审因论证，治病求本。采用清化逐瘀，补肾助阳，通络助孕之法，标本兼顾，于月经周期中动态观察，及时调整，取得了较好的疗效。方药组成：半枝莲、忍冬藤、红藤、川续断、狗脊、杜仲、延胡索、当归、川芎、大麦芽、山楂（炒）、苏木和泽兰，并随症加减。方中半枝莲、红藤和忍冬藤既能清热解毒，又能活血逐瘀，通络散结；川续断、狗脊和杜仲补益肝肾，通利血脉以助气血之运行，而达通络助孕之功；当归、川芎以养血活血，补血而不滞血，行血而不伤血；延胡索疏理气机，行滞逐瘀；苏木、泽兰活血祛瘀，通络止痛；大麦芽、山楂（炒）行滞散结又能逐瘀止痛。此方妙在通补并用，气血两调，是为清化散瘀，通络助孕之良方。

罗元恺针对无排卵或子宫发育不良者常有肾阳虚或阴阳两虚的特点，拟定了阴阳、脾肾并补的促排卵汤。方中以菟丝子、巴戟天平补阴阳，熟地滋肾，熟附子、仙灵脾温肾壮阳，党参、甘草（炙）健脾益气，当归、枸杞子养血调经。经临床观察，该方有促排卵和改善黄体功能的作用，而动物实验也提示有改善卵巢、子宫的分泌功能，增加血液供应等作用。

七、病案举例

郑某，女，28岁，怀孕3次，2007年行末次人流。

主诉：月经紊乱10余年，未避孕不孕年余，有生育要求，

1个多月前患者因月经延后就诊于华西第二附属医院。B超示：双卵巢可疑多囊样改变。给予达因–35及妈富隆调经，并行生殖激素、口服糖耐量及胰岛素释放试验检查，发现半小时内胰岛素增高，故给予二甲双胍治疗，患者诉服二甲双胍不良反应明显，故于2012年10月18日来贵阳中医学院第二附属医院妇科门诊寻求中医治疗。平素月经5~6/37~46，量中，色暗红，夹少量血块，偶腹痛，微腰酸，感乳胀。末次月经在10月12日来潮，期、量、色和质同以往月经情况。白带量少，色白，无异味及阴痒。怕冷，晨起口臭，头痛，怕风，无乏力，纳眠可，大便干，小便频，夜尿3~5次；舌淡红，苔薄黄，脉弦细。家族中无糖尿病病史。

西医诊断：多囊卵巢综合征、继发不孕、高胰岛素血症。

中医诊断：月经后期，不孕症。

证型：肾阳虚。

治法：温肾暖宫、调补冲任。

方药：温胞饮（《傅青主女科》）加减。

白术15g，巴戟天15g，太子参15g，杜仲15g，菟丝子15g，山药15g，芡实15g，肉桂6g，附子（制）6g，补骨脂15g，柴胡12g，淫羊藿15g，赤芍12g，鸡血藤15g。

7剂，水煎服，每次100mL，1日3次，每剂药分6次服。

10月25日二诊，患者称服药后月经于10月21日来潮，4日净，量中，色暗红，无血块，经前微腰酸，无乳胀，余症状同前。予上方加桑寄生15g，鸡血藤15g，狗脊15g。

11月25日三诊时，患者服药后已无不适，现停经35日，末次月经在10月21日来潮。白带情况同前，怕冷，易烦躁，晨起口干口苦，纳可，眠差，夜尿3~5次，大便稠；舌红，苔薄白，脉滑。因患者有强烈的生育要求，有性生活，为排除妊娠，查血生殖激素示：孕酮（P 0.68 ng/mL，β-HCG ＜ 0.100 mIU/mL），提示未孕。上方加酸枣仁 12g，合欢皮 10g。8 剂，水煎 100mL，口服，2 日 1 剂，1 日 3 次。

12 月 13 日四诊时，服药后无不适，现停经 53 日，末次月经在 10 月 21 日来潮。畏寒，情绪易烦躁，晨起口中异味，腰酸痛，自觉皮肤暗黄，性欲冷淡，纳眠可，大便偏干，夜尿 3 ~ 4 次；舌红，苔根黄、稍厚，脉弦。当日阴道 B 超示：子宫前后径 3.2cm，内膜（单层）厚 0.3cm，子宫直肠陷凹积液 1.1cm，双附件未见异常。查血生殖激素 6 项及血 β-HCG 示：泌乳素 283.61mIU/mL，雌二醇 64.87pg/mL，P1.00ng/mL，黄体生成素 12.57mIU/mL，卵泡刺激素 3.92mIU/mL，β-HCG ＜ 0.100mIU/mL，提示未排卵未孕（性激素提示 LH/FSH ＞ 2）。仍予上述中药调经助孕，上方加蒲黄 12g，红花 10g，桃仁 10g。配合定坤丹口服。8 剂，水煎 100mL，口服，2 日 1 剂，1 日 3 次。

2013 年 1 月 4 日五诊时，患者服药后月经于 2012 年 12 月 25 日来潮，5 日净，量中，无血块，无腹痛，无腰酸及乳胀，白带量少，色淡黄，无异味及阴痒。纳眠可，晨起口中有异味，无口干口苦，大便稍干，小便频，夜尿 2 ~ 3 次；舌淡红，苔薄黄，脉细。予上方加鸡血藤 15g，泽兰 10g，玄参 12g，乌贼骨 15g，淫羊藿 15g，配合定坤丹口服。8 剂，水煎，口服，2 日 1 剂，1 日 3 次。

4 月 7 日六诊，患者自上次就诊后，一直坚持断续服用以上方药。本次因月经过期未潮就诊，查生殖激素示：P 40.02ng/mL，β-HCG ＞ 80193.00mIU/mL，腹部 B 超提示宫内孕囊 3.4cm × 2.9cm，并探及原始胎心管搏动，说明已成功受孕。因患者平素月经不调，生殖功能低下，故给予黄体酮、维生素 E 及叶酸片等进行保胎治疗。嘱孕妇多卧床休息，食用富含营养且清淡的食物，避免接触一切有害物质。4 月 28 日电话咨询，孕妇无不适。嘱如有阴道出血及腹痛等异常情况，及时就诊。

按：本病属于妇科疑难重症：疑在本病诊断尚待进一步明确；难在本病病程长，个体差异大，临床难获速效；重在本病病情反复，且调经种子是关系到下一代生命健康的重大课题。

《黄帝内经·素问·上古天真论》曰："女子七岁，肾气盛，齿更发长；二七而天癸至，任脉通，太冲脉盛，月事以时下，故有子……七七任脉虚，太冲脉衰少，天癸竭，地道不通，故形坏而无子也。"明确指出了肾在女子生长发育和生殖功能方面的主导作用。

中医学理论认为：肾精化生肾气和促使天癸成熟是实现肾主生殖的物质基础，肾气是机体生命活动和生长、发育、生殖的能源动力。肾精又是月经的物质基础，因精能化血，血能养精，精血同源，精充则血旺。明代虞抟《医学正传》云："月水全借肾水施化，肾水既乏，则经血日以干涸。"肝主藏血和疏泄气机，体阴而用阳，血为阴，气为阳。若各种内外因素导致肝气郁结，肝失疏泄，引起冲脉血海蓄溢失常，也可发生卵泡发育和排卵障碍性月经失调。可见女子肝肾功能是否正常，对其生殖功能和月经能否正常起着至关重要的作用。

方以巴戟天、菟丝子、补骨脂和杜仲温肾助阳，益精气；肉桂、附子补益命门，温肾助阳以化阴；太子参、白术益气健脾，以养化源并除湿；山药、芡实补肾摄精。临证时加用鸡血藤、赤芍活血养血，淫羊藿补肾壮阳，丹皮清热。全方共奏补肾疏肝，温阳行气之功，促进卵泡发育。

第五章　肿　瘤

第一节　卵巢肿瘤

一、诊断

（一）中医诊断

卵巢肿瘤归属于中医"肠覃""癥瘕"范畴。肠覃是指妇女下腹部有块状物，而月经又能按时来潮的病证。癥瘕是指妇人下腹结块，伴有或胀、或满、或痛的疾病。其中，坚硬成块、固定不移、推揉不散、痛有定处的称为"癥"；痞满无形、时聚时散、推揉转动、痛无定处的称为"瘕"。

病史：平时体质较虚弱，性情较急躁或抑郁，居住环境潮湿阴冷或感受风寒之邪。

临床表现：下腹部包块，或左或右，包块多柔软、推之可移，下腹隐隐作痛，月经不调等。

妇科检查：行双合诊检查可于附件区扪及活动性包块，质地多柔软、可移动，B超、CT等影像学检查有助于诊断。

（二）西医诊断

卵巢肿瘤是常见的妇科肿瘤，可发生于任何年龄。其组织学类型繁多。卵巢恶性肿瘤是女性生殖器常见的三大恶性肿瘤之一，居妇科恶性肿瘤死亡率首位，已成为严重威胁女性生命和健康的主要疾病。

二、病因病机

卵巢肿瘤多因脏腑虚损，正气内虚或七情郁结，或脾虚不运，水湿内聚，蕴而成痰，湿痰瘀互结，或蕴积成毒，积久成癥。本病发生与寒邪密切相关，感受寒邪之后，寒凝血瘀，瘀血凝结于胞脉而成。《诸病源候论》中曾记载："疝瘕之病，由饮食不节，寒温不调，气血劳伤，脏腑虚弱，受于风冷，令人与腹内血气相结所生。疝者痛也，瘕者假也，其结聚浮假而痛，推移而动，妇人病之有异于丈夫者，或因产后脏虚受寒，或因经水往来，取冷过度，非独关饮食失节，多挟有血气所成也。"这段论述阐述了妇女经行产后，气血亏虚，加之外感寒邪或摄食生冷过度，蕴结于胞脉之间，致气血运行不畅，久则成瘕。同时，肾阳为全身阳气之根本，建立在肾之精气基础上，具有温煦、蒸腾、气化、推动、激发和固摄等生理作用，可增强脏腑组织器官的功能活动，加强机体新陈代谢作用，制约体内阴寒之气。因此，先天禀赋不足，素体虚弱，或后天房劳过度，耗伤肾中精气，肾精亏虚，肾阳不足，胞宫、冲任失于温煦，虚寒内生，血脉瘀阻，久则瘀血不去、新血不生，导致癥瘕。

三、诊断要点

腹部包块，固定不移，小腹冷痛，遇热则减，经来腹痛，经色紫暗，有血块，喜温，面色晦暗；舌质紫暗或舌边有瘀点，苔薄白，脉细涩或沉紧。

四、治疗方案

（一）西医治疗方案

1. 卵巢良性肿瘤

（1）首先要除外卵巢生理性肿物，对于囊性的、较小的、肿瘤标记物正常的，应在月经后早卵泡期进行超声检查。如果月经后肿物消失，考虑为生理性。

（2）一旦除外卵巢生理性肿物，应行手术治疗。对于年轻、未孕患者，建议行卵巢肿物剥除术，尽可能保留正常的卵巢组织；对于年龄较大或绝经后妇女，建议行患侧附件切除术。手术路径可经阴道、腹或腹腔镜。

（3）肿瘤标志物有升高者，术后应继续随诊至正常。

2.卵巢恶性肿瘤

卵巢恶性肿瘤需行手术治疗与化疗。

（二）中医治疗方案

1.辨证论治

（1）肾阳虚：下腹部包块，推之可移，神疲乏力，性欲淡漠，小腹冷，头晕耳鸣，腰膝酸软，小便清长，面部暗斑；舌质淡紫，苔白，脉沉弱而迟。

治法：温补肾阳。

方药：右归丸（《景岳全书》）加减。

附子（制）15g，肉桂20g，熟地20g，山药15g，枸杞15g，鹿角胶10g，菟丝子15g，杜仲15g，山茱萸15g，当归10g，党参15g，白术（炒）15g。

方解：熟地甘温滋肾养血，填精益髓，配山茱萸、山药，取六味地黄丸中"三补"以生水；鹿角胶为血肉有情之品，补命火，温督脉，固冲任；菟丝子、杜仲温养肾气；当归、枸杞子养血柔肝，益冲任；附子、肉桂温肾壮阳，补益命门，温肾阳；加党参、白术补气健脾摄血。

若伴气虚者，可加黄芪；若阳虚症状重者，可加桂枝、细辛。

（2）寒凝血瘀：腹部包块，固定不移，小腹冷痛，遇热则减，经来腹痛，经色紫暗，有血块，喜温，面色晦暗；舌质紫暗或舌边有瘀点，苔薄白，脉细涩或沉紧。

治法：温经散寒，化瘀消癥。

方药：少腹逐瘀汤（《医林改错》）加减。

官桂6g，小茴香10g，干姜10g，当归15g，川芎12g，赤芍15g，延胡索12g，蒲黄15g，五灵脂12g，没药10g，桃仁12g，红花12g，鳖甲9g。

方解：官桂、小茴香和干姜温经散寒；当归、川芎和赤芍养营活血；蒲黄、五灵脂、没药和延胡索化瘀止痛；加上桃仁、红花活血化瘀，以加强消癥之功。

若血瘀重、包块顽固难消，加三棱、莪术、山甲（炙）和水蛭，或加用大黄䗪虫丸，以增强破瘀消癥之功；若月经后期量少，加川牛膝、泽兰。

2. 中成药

（1）乌鸡白凤丸：口服，6g/次，1日2次。

（2）妇科再造丸：口服，10粒/次，1日2次，1个月经周期为1个疗程。

（3）黄芪颗粒：口服，15g/次，1日2次。

3. 中医外治法

（1）针刺：该病与肝、脾、肾、冲和任关系密切，与气血不调有关，故应用针刺法。可选用冲、任、督脉有关俞穴和肾、肝、脾经的某些俞穴。常用穴位如三阴交、气海、太冲、合谷、关元、血海、归来、水道、中极、脾俞、肾俞、命门、足三里和太溪等。选穴可根据患者具体情况而定，留针30min，1日1次，10日为1个疗程。

（2）艾灸：将艾条点燃，对准施灸穴位进行熏灸。可选穴位有关元、神阙、中极、子宫、归来、足三里、肾俞、命门、关元俞、气海俞和三阴交等。

（3）药罐：将竹罐倒置在具有活血化瘀作用的药液中，煮沸1~2min后用镊子夹住罐底，颠倒提出液面，甩去水液，乘热按在腹部皮肤上。拔罐部位主要以膀胱经、督脉为主，1日1次，1日为1个疗程。

（4）穴位注射：选用注射器2~5mL，针头2~5mL，进针1.0~1.5寸，选用红花、当归和丹参酮等注射剂，以活血化瘀，消癥散结。可选华佗夹脊穴（第4、5腰椎椎棘突下旁开0.5寸）、膀胱经穴位（三焦俞、肾俞、气海俞、关元俞、大肠俞、小肠俞、膀胱俞和八髎）、足三里、血海及阿是穴等。1日或隔日1次，10日为1个疗程，连用2~3个疗程。

（5）中药外敷：千年健20g，追地风20g，当归20g，透骨草20g，乳香20g，没药20g，续断20g，川椒20g，五加皮20g，乌头20g等。将上述药物打成粉末，加醋蒸热外敷于病灶处表面皮肤，1日1次，10日为1个疗程，连用2~3个疗程。

（6）穴位贴敷：小茴香40g，干姜40g，延胡索40g，没药40g，当归40g，川芎40g，肉桂40g，赤芍40g，五灵脂40g等，将上述药物打成粉末后制成膏剂，贴敷关元、中极、血海、阳陵泉、脾俞、肾俞、肝俞、足三里和三阴交。隔日1次，10日为1个疗程，连用2~3个疗程。

（7）药棒按摩：按摩足三里、三阴交、血海和内关等穴位，通过扶助机体正气而促进疾病恢复。1日1次，10日为1个疗程，连用2~3个疗程。

（8）耳穴贴压：取穴子宫、卵巢、内生殖器、肾、脑和屏间，将王不留行籽贴压在上述穴位上，留至次日取下。一日按压 4 次，隔日 1 次，20 日为 1 个疗程，连用 3 个疗程。

（9）中药灌肠：当归、川芎、三棱、莪术、桃仁、红花、乳香、没药、穿山甲、木通、土鳖虫各 20g，将上述药物浓煎至 100mL，温度 40℃左右保留灌肠。1 日 1 次，10 日为 1 个疗程，连用 2～3 个疗程。月经量多时停止灌肠。

（三）调护

（1）注意生活调理。经期避免涉水触冷、摄食生冷，注意保暖；夫妻之间应避免房劳过度。

（2）坚持乐观向上的生活态度，保持情志舒畅。

（3）做好个人卫生，预防感染，实行计划生育，预防流产。

（4）开展卫生宣教，饮食宜高蛋白、富含维生素 A，忌高胆固醇食物。高危妇女宜服避孕药预防。

（5）药膳：

·山楂黑木耳红糖汤：山楂 100g，黑木耳 50g，红糖 30g。将山楂水煎约 500mL，去渣，加入泡发的黑木耳，文火煨烂，加入红糖即可。1 日 2～3 次，5 日服完，连服 2～3 周。功效活血散瘀，健脾补血，适用于卵巢囊肿伴有月经不畅；痛经，经前为甚，伴下腹刺痛拒按，且有血块、块出痛减患者。

·山药核桃仁炖母鸡汤：母鸡 1 只，山药 40g，核桃仁 30g，水发香菇 25g，笋片 25g，火腿 25g，黄酒、精盐适量。将山药去皮、切薄片，核桃仁洗净；净母鸡用沸水焯去血秽，放在汤碗内，加黄酒 50mL，入精盐适量，鲜汤 1000mL。将山药、核桃仁、香菇、笋片和火腿片摆在鸡面上，上笼蒸 2h 左右，待母鸡酥烂时取出食用。功效补气健脾，活血化瘀，适用于卵巢囊肿并现神疲体倦、气短懒言，乏力，动则益甚，下腹隐痛喜按，月经后期量少；舌淡暗，边有齿印，脉细涩，证属气虚血瘀患者。

五、疾病转归

在用中药治疗该病时，若经治无效或包块增长迅速者，应尽早手术治疗；若治疗过程中肿块缩小，即便进展缓慢或不再变化，只要稳定，就不能中断治疗，以防包块再次生长。

六、现代名家经验

褚玉霞治疗卵巢囊肿。非经期治法：理气活血，渗湿利水，化瘀消癥。方选：褚氏消癥方加减。组成：黄芪 30g，生薏仁 30g，败酱草 30g，桂枝 10g，茯苓 15g，丹皮 15g，赤芍 15g，三棱 30g，文术 30g，香附 15g，川牛膝 15g，鳖甲 10g，生牡蛎 30g，鸡内金 15g，柴胡 12g。经期治法：活血化瘀，温经止痛。方选：少腹逐瘀汤加减。组成：当归 15g，川芎 10g，赤芍 15g，红花 15g，丹参 30g，香附 15g，乌药 12g，元胡 15g，官桂 6g，川牛膝 15g，红糖引。

杜嫦燕应用自拟益气消囊汤治疗卵巢囊肿。组成：延胡索 10g，丹参 15g，川牛膝 15g，地龙 10g，白芍 15g，赤芍 10g，当归 10g，茯苓 10g，白术 10g，党参 10g，黄芪 15g，香附 12g，莪术 9g，甘草 3g。经期停服，经净后开始服药。

杜永红用活血散结方治疗卵巢囊肿。组成：海藻、夏枯草、丹参、天丁（炒）、薏苡仁各 20g，白芥子、醋三棱、醋莪术、赤芍、桃仁各 15g，法半夏、泽兰各 10g，水蛭粉、甲珠粉、天南星各 6g。体质虚寒者加枸杞子、杜仲各 15g，附子、炮姜、鹿角胶（冲）各 10g，小茴香 6g；气虚者加黄芪、党参各 20g，白术 15g；血虚者加熟地 20g，当归 15g，阿胶珠 10g，大黄 6g；血瘀者加丹参 20g，醋鳖甲 15g，水蛭 9g；气郁者加香附、橘核、郁金各 15g；囊肿偏大者加白花蛇舌草、半枝莲各 20g，以预防癌变。

肖承惊应用新当归芍药散治疗卵巢囊肿。组成：当归15g，赤芍、白芍各15g，白术15g，茯苓15g，泽兰15g，枳实15g，川牛膝15g。

七、病案举例

王某，女，30岁，1次怀孕，2009年行人流1次。

主诉：左下腹隐痛半年，检查发现盆腔包块3个月。

半年前患者经期摄食冷饮后出现左下腹隐痛，疼痛可忍，呈间歇性，未予重视、治疗。3月前于贵阳医学院附属医院行B超示：左侧卵巢可见1个大小约3cm×4cm×3cm的囊性包块，医院建议患者定期复查。2013年8月10日复查，提示包块较前增大，大小约4cm×4cm×5cm，要求中药保守治疗。平素月经5日，量少（8片卫生巾/次），色暗红，夹少量血块，有腹痛，遇热则减，微腰酸。末次月经在8月1日来潮，期、量、色、质同以往月经情况，白带量少，色白，无异味及阴痒，怕冷，无乏力，纳眠差，二便可；舌质紫暗，苔白腻，脉沉紧。个人平时喜食生冷之品。妇科检查：阴道、宫颈（-），子宫前位；左侧附件轻压痛，可扪及1个直径约4cm包块，质软，活动可；右侧附件无特殊。

西医诊断：卵巢囊肿。

中医诊断：癥瘕。

证型：寒凝血瘀。

治法：温经散寒，化瘀消癥。

方药：少腹逐瘀汤（《医林改错》）加减。

肉桂10g，小茴香10g，干姜10g，当归15g，川芎12g，赤芍15g，延胡索12g，蒲黄15g，五灵脂12g，没药10g，三棱10g，党参12g，白术（炒）15g，茯苓10g，甘草6g。

7剂，水煎服，每次100mL，1日3次，每剂药分6次服。

8月25日二诊，服药后患者自觉饮食较前好转，腹痛减轻，但仍怕冷，乳房胀。妇科检查：包块无明显减小。予上方减延胡索，加附子10g，细辛、莪术、夏枯草各15g。配合桂枝茯苓胶囊口服。

7剂，水煎服，每次100mL，1日3次，每剂药分6次服。

9月7日三诊，患者服药后自觉月经量较前增多（12片卫生巾/次），痛经减轻，饮食可，偶感腹痛，怕冷减轻，无乳房胀，睡眠差。妇科检查：包块较前有所减小（3cm×4cm×4cm）。予上方去党参、白术（炒）、茯苓，加酸枣仁12g，合欢皮10g。

7剂，两日1剂，水煎100mL，1日3次，每剂药分6次服。

9月22日四诊，患者服药后无不适，腹痛消失，怕冷明显减轻，睡眠改善。予上方去附子、细辛，加红花10g，桃仁10g。

7剂，两日1剂，水煎100mL，1日3次，每剂药分6次服。

10月7日五诊，患者服药后月经量中，无血块，无腹痛，无腰酸及乳胀，白带量少，色淡黄，无异味及阴痒。纳眠可，二便调。B超示：左侧卵巢囊肿缩小至约2cm×2cm×2cm。予上方去酸枣仁、合欢皮。

7剂，两日1剂，水煎100mL，1日3次，每剂药分6次服。

10月22日六诊，患者服药后月经量中，无血块，无腹痛，无腰酸及乳胀，白带量少，色淡黄，无异味及阴痒，纳眠可，二便调。妇科检查：双侧附件未扪及明显异常。

按：结合患者舌脉症及相关病史，本案属中医"癥瘕"范畴，其病理变化与《诸病源候论》中所论述的极为相似。该患者之因于寒者，由于经期摄食生冷过度，致使血因寒凝，血行受阻，瘀血阻于冲任，蕴结于胞脉，则发生癥瘕。初诊方中肉桂、小茴香、干姜温经散寒，当归、川芎、赤芍养血活血化瘀，延胡索、蒲黄、五灵脂、没药、三棱化瘀止痛，党参、白术(炒)、茯苓健脾益气，甘草调和诸药；二诊予附子、细辛温阳散寒，莪术、夏枯草加强消癥散结之功效，配合桂枝茯苓胶囊活血化瘀；三诊加酸枣仁、合欢皮宁心安神；四诊加用桃仁、红花增强活血化瘀之功。从始至终，全方均围绕散寒、化瘀进行，根据患者病情随症加减，终获良效。

第二节　子宫肌瘤

子宫肌瘤归属于中医"石瘕""癥瘕"范畴。石瘕是指女子寒瘀留积滞胞宫所致瘕块。癥瘕是指妇人下腹胞中结块，伴有或胀、或痛、或满、或异常出血。其中，癥者有形可征，固定不移，推揉不散，痛有定处，病在血分；瘕者假聚成形，聚散无常，推之可移，痛无定处，病在气分。两者因在临床上难以区分，故常以癥瘕并称。

一、诊断

（一）中医诊断

病史：多有情志抑郁，经行产后感受外邪，或经带异常等病史。临床表现：妇人下腹部有肿块，兼有或胀满、或疼痛、或月经不调、或带下异常等症状。

妇科检查：行双合诊检查可见子宫增大，包块多固定不移，B超、CT等影像学检查有助于诊断。

（二）西医诊断

子宫肌瘤是女性生殖器最常见的良性肿瘤，由平滑肌及结缔组织组成，常见于 30~50 岁妇女，目前病因不清。文献报道最重的子宫肌瘤达 29.25kg，一个子宫最多有 258 个肌瘤。按肌瘤生长部位，分为宫体肌瘤（90%）和宫颈肌瘤（10%）；按肌瘤与子宫肌壁的关系，分为肌壁间肌瘤（60%~70%）、浆膜下肌瘤（20%）和黏膜下肌瘤（10%~15%）。

二、病因病机

中医认为引起子宫肌瘤的原因不外乎郁怒伤肝，肝郁气滞，气滞血瘀，瘀血内阻；或经期、产时、产后摄生不慎，风、寒、湿诸邪乘虚而入；或脾肾阳虚，运化无力，痰湿内生，以上均可导致湿、痰、郁、瘀等聚结胞宫，发为本病。但本书中主要讨论以"寒"为主要病因病机的证型。寒为阴邪，其性凝滞，易伤阳气。经期、产后，妇女血室正开，胞脉空虚或余血未净，感受寒邪，或摄生不慎，或久居阴冷之地，或为生冷所伤，寒客胞脉，胞脉挛急，气血运行不畅，血受寒则凝结成块，日久而成癥瘕。同时肾作为先天之本、气血之根，藏精主生殖，濡养着全身的五脏六腑。而肾阳的推动为脏腑最根本的动力，维系着机体正常的生命活动。若素体肾虚，阳气不足，温化推动无力，阴寒内盛，冲任胞宫失于温煦，血为寒凝，瘀血留滞而发本病。

三、诊断要点

胞中积块坚硬，固定不移，冷痛拒按，月经后期，经期延长，量少、色暗有块，手足不温；舌质紫暗或舌边有瘀点，苔薄白，脉沉紧或沉涩。

四、诊疗方案

（一）西医治疗方案

（1）根据患者年龄、生育要求、症状，以及肌瘤的部位、

大小、数目全面考虑

（2）子宫肌瘤引起症状的患者均需治疗；无症状但肌瘤大于 5cm 且有生育要求的患者，建议手术切除后再妊娠；绝经后妇女子宫肌瘤生长迅速、不排除恶变的患者建议尽早手术。

（3）治疗方法：

随访观察：适用于无症状的患者，特别是近绝经期的妇女。绝经后肌瘤多可萎缩和症状消失。每 3 ~ 6 个月随访 1 次。

药物治疗：适用于症状轻、近绝经年龄或全身情况不宜手术者，可予促性腺激素释放激素、米非司酮等。

手术治疗：

·子宫肌瘤剔除术：主要用于有生育要求或需保留子宫的年轻妇女，根据肌瘤的位置、大小、数目可采用经腹、经阴道、腹腔镜、宫腔镜等路径。但术后有 50% 复发，约 30% 患者需再次手术治疗。

·子宫切除术：适用于不要求保留生育功能或有恶变者，术前应行宫颈细胞学检查除外宫颈病变或宫颈癌。发生于围绝经期的子宫肌瘤要注意排除合并子宫内膜癌。子宫切除术包括全子宫切除和次全子宫切除。子宫切除术可采用经腹、阴道或腹腔镜等路径。

（二）中医治疗方案

1. 辨证论治

（1）肾虚血瘀：下腹部结块，触痛，月经量或多或少，经行腹痛较剧，经色紫暗有块，头晕耳鸣，腰膝酸软，夜尿多；面部晦暗；舌质淡暗，苔白，脉沉细涩。

治法：温肾活血，消癥散结。

方药：补肾祛瘀方（李祥云经验方）加减。

补肾祛瘀方：仙灵脾 15g，仙茅 15g，熟地黄 15g，怀山药 12g，香附 12g，鸡血藤 12g，三棱 15g，莪术 15g，丹参 12g，菟丝子 15g，杜仲 15g，当归 10g。

方解：方中莪术、三棱作为君药，破血化瘀，活血止痛，针对主证"瘀"起主要治疗作用；仙灵脾、仙茅、熟地黄、淮山药作为臣药，填肾精，补肾气，益精生血，并温肾助阳推动血液运行，使冲任调畅，瘀血得化；鸡血藤、丹参为佐药，活血化瘀，软坚散结，配伍香附增强活血理气止痛之功；菟丝子、杜仲则增加温肾阳散寒之功。

若经行量多，可酌加蒲黄（炒）、茜草、益母草化瘀止血；若腹痛较剧者，加血竭、三七化瘀止痛。

（2）寒凝血瘀：胞中积块坚硬，固定不移，冷痛拒按，月经后期经期延长，量少色暗有块，手足不温；舌质紫暗或舌边有瘀点，苔薄白，脉沉紧或沉涩。

治法：温经散寒，破瘀消癥。

方药：少腹逐瘀汤《医林改错》。

若血瘀重，包块顽固难消，加三棱、莪术、水蛭，或加用大黄蛰虫丸以增破瘀消癥之功；若月经后期量少，加川牛膝、泽兰。

2. 中成药

妇科再造丸：口服，10 粒 / 次，1 日 2 次，1 个月经周期为1 个疗程。

3. 中医外治法

（1）针刺：该病与肝、脾、肾、冲任关系密切，与气血不调有关，故应用针刺法。可选用冲、任、督脉有关俞穴和肾、肝、脾经的某些俞穴。取穴以三阴交、气海、合谷、命门、足三里、太溪为主穴。若瘀血较重者，加血海、次髎、膈俞、石门；腹痛甚者，加地机；留针30min，1日1次，10日为1个疗程，连用3个疗程。

（2）艾灸：将艾条点燃，对准施灸穴位进行熏灸。可选穴位有关元、神阙、中极、子宫、归来、足三里、肾俞、命门、关元俞、气海俞和三阴交等。1日1次，连用3个疗程。

（3）药罐：将竹罐倒置在具有活血化瘀作用的药液中，煮沸1~2min后用镊子夹住罐底，颠倒提出液面，甩去水液，乘热按在腹部皮肤上，拔罐部位主要以膀胱经、任脉、督脉为主，1日1次，10日为1个疗程，连用3个疗程。

（4）穴位注射：选用2~5mL注射器，针头2~5mm，进针1.0~1.5寸，选用红花、当归、丹参酮等注射剂，以活血化瘀，消癥散结。可选华佗夹脊穴（第4、5腰椎椎棘突下旁开0.5寸）、膀胱经穴位（三焦俞、肾俞、气海俞、关元俞、大肠俞、小肠俞、膀胱俞、八髎）、足三里、血海及阿是穴等。1日或隔日1次，10日为1个疗程，连用2~3个疗程。

（5）中药外敷：穿山甲20g，当归尾20g，小茴香20g，乳香20g，没药20g，续断20g，川椒20g，五加皮20g，乌头20g等，将上述药物打成粉末，加醋蒸热外敷于病灶处表面皮肤。1日1次，10日为1个疗程，连用2~3个疗程。

（6）穴位贴敷：小茴香40g，干姜40g，延胡索40g，没药40g，当归40g，川芎40g，肉桂40g，赤芍40g，五灵脂40g，桑寄生40g等，将上述药物打成粉末后制成膏剂，贴敷关元、中极、血海、阳陵泉、脾俞、肾俞、肝俞、足三里、三阴交。隔日1次，10日为1个疗程，连用2~3个疗程。

（7）药棒按摩：按摩足三里、三阴交、血海、内关等穴位，通过扶助机体正气而促进疾病恢复。1日1次，10日为1个疗程，连用2～3个疗程。

（8）耳穴贴压：取穴子宫、卵巢、内生殖器、肾、脑、屏间，将王不留行籽贴压在上述穴位上，留至次日取下。1日按压4次，隔日1次，20日为1个疗程，连用3个疗程。

（9）中药灌肠：三棱30g，莪术30g，赤芍30g，乌药30g，香附30g，延胡索30g，刘寄奴30g，徐长卿30g，水蛭15g，桂枝30g，鸡血藤30g，皂角刺30g，巴戟天20g，蛇床子30g，乳香15g，没药15g，透骨草30g，细辛15等，将上述药物浓煎至100mL，温度40℃左右保留灌肠。隔日1次，20日为1个疗程，连用3个疗程。月经期间经量多时停止灌肠。

（三）调护

（1）注意生活调理。经期避免涉水触冷、摄食生冷，注意保暖；夫妻之间应避免房劳过度。

（2）坚持乐观向上的生活态度，保持情志舒畅。

（3）做好个人卫生，预防感染，实行计划生育，预防流产。

（4）少食高脂肪、刺激性食物，多食五谷杂粮、水果、时鲜蔬菜。

（5）药膳：

·桃红鳝鱼汤：桃仁12g，红花6g，鳝鱼丝250g。桃仁、红花加水煎汁、去渣，鳝鱼丝用油略爆炒后，加鲜汤与药同煮，生姜、酒、葱、味精少许煮成汤，喝汤吃鳝鱼丝。功效活血消瘤，补肾养血，适用于子宫肌瘤，经血有块，经血不畅者服用。

·阿胶鱼肚羹：阿胶10g，鱼肚（泡发好的）200g，枸杞子15g，虾仁50g。阿胶加水及少许黄酒先煎融化，鱼肚切成条状，与虾仁一起放入油锅中爆一下，加鲜汤、枸杞子及已融阿胶膏汁同煮 5 ~ 10min，入葱、盐、味精即可。可作菜肴吃，1 日 1 次，连食 5 ~ 7 日；功效补肾养阴，补血健脾，和营软坚，适用于子宫肌瘤，经血淋漓不尽，月经量多，体质虚弱者食用。

五、疾病转归

在用中药治疗该病时，若经治无效或包块增长迅速，应尽早手术治疗；若治疗过程中肿块缩小，即便进展缓慢或不再变化，只要稳定，就不能中断治疗，以防包块再次生长。

六、现代名家经验

李欣应用自拟消瘤方配合大黄蛰虫丸治疗子宫肌瘤。组成：黄芪 15g，桂枝 10g，茯苓 10g，桃仁 10g，赤芍 10g，丹皮 10g，三棱 10g，莪术 10g，穿山甲 15g，昆布 10g，败酱草 30g，牡蛎 30g，贝母 10g，川芎 10g，香附 10g。

罗元恺应用橘荔散结丸治疗子宫肌瘤。组成：橘核、荔枝核、续断、小茴香、乌药、川楝子、海藻、莪术、首乌（制）、岗稔根、党参、牡蛎（生）、风栗壳、益母草。

肖承悰治疗子宫肌瘤，非经期着重于消、寓补于消之中，寓消于补之上。治以活血化瘀，软坚消癥，兼以益气。予自拟肌瘤内消制剂治疗。组成：以鬼箭羽、急性子、鳖甲（制）、牡蛎（生）等软坚散结，化瘀药物为主。经期则以益气缩宫，祛瘀止血为主。组成：以黄芪、党参、南沙参、白术、枳壳、益母草等补益气血药物为主。若经量仍不减，加三七粉 2g 冲服。

七、病案举例

李某，女，47 岁，怀孕 4 次，生育 2 次。

主诉：经量增多半年，加重，检查发现盆腔包块 2 个月。

半年前患者出现经量增多（20 片卫生巾 / 次），伴下腹胀痛，疼痛可忍，呈间歇性，未予重视、治疗。2 个月前患者经量较前更增多（25 片卫生巾 / 次），下腹冷痛，伴手足不温，于贵阳市妇幼保健院住院治疗。B 超提示：子宫肌层可见 1 个大小约 2cm×4cm×3cm 大小肌瘤。血常规示：血红蛋白 80g/L。行诊断性刮宫并送病理检查，提示未见异常，经治疗后患者好转出院，因患者肌瘤不大，故未予手术治疗。2012 年 5 月 12 日患者就诊于贵阳中医学院第二附属医院门诊，平素月经 5 日，量中（12 片卫生巾 / 次），色暗红，夹少量血块，偶有腹痛；近半年经量增多（20 片卫生巾 / 次），伴大量血块，腹痛明显。末次月经在 5 月 5 日来潮，期、量、色、质同前，白带量多，色白、质稀，无异味及阴痒，时感手足不温，精神纳眠差，二便可；舌质紫暗，苔薄白，脉沉涩。个人平时喜食生冷之品。妇科检查：阴道、宫颈（-），子宫前位，增大如孕 2 个月余大小，双侧附件未扪及特殊异常。

西医诊断：子宫肌瘤。

中医诊断：癥瘕。

证型：寒凝血瘀。

治法：温经散寒，破瘀消癥。

方药：少腹逐瘀汤（《医林改错》）。

7 剂，水煎服，每次 100mL，1 日 3 次，每剂药分 6 次服。

5 月 30 日二诊，服药后患者自觉腹痛减轻，畏寒缓解。

6 月 10 日三诊，患者于 6 月 4 日月经来潮，自诉服药后觉月经量较前减少（15 片卫生巾 / 次），肢冷明显减轻，畏寒无明显好转，精神、饮食、睡眠较前明显改善。予上方加附子、细辛各 15g，以温阳散寒。

7 剂，2 日 1 剂，水煎 100mL，1 日 3 次，每剂药分 6 次服。

7 月 10 日四诊，患者于 7 月 5 日月经来潮，服药后月经量中，无血块，无腹痛，纳眠可，二便调。B超示：子宫肌层可见1个大小约1cm×2cm×2cm的肌瘤。予上方去官桂、干姜，加丹参、鸡血藤各15g。

7剂，2日1剂，水煎100mL，1日3次，每剂药分6次服。

7月25日六诊，患者服药后症状基本消失，精神、纳眠可，二便调。妇科检查：子宫增大如孕1个月大小。

按：患者年近七七之年，加之既往房劳多产，肾气渐亏，肾阳不足，且平时喜食生冷，耗伤阳气，久则肾阳亏虚，阴寒内盛，血为寒凝，则致寒凝血瘀。初诊方中小茴香、肉桂、干姜理气活血，温通血脉；当归、赤芍行瘀活血；蒲黄、五灵脂、川芎、元胡、没药活血理气。在子宫肌瘤的治疗中，采用活血化瘀，化痰软坚等药物进行治疗已达共识，在该患者的治疗中，主要以活血化瘀药物为主，配以温阳，益气，养血等药物，已达到扶正与祛瘀兼顾。此外，对于月经量多的患者应采用经期和非经期的分期疗法，经期以益气固冲，化瘀止血为主，非经期则根据患者病证采用以破瘀消癥为主的治疗原则。值得注意的是，由于癥瘕的发生与机体正气不足密切相关，因此，在治疗的过程中应注意消补结合，切忌一味使用攻下治法。

正如《医学入门·妇人门》所载："善治癥瘕者，调其气而破其血，消其食而豁其痰，衰其大半而止，不可猛攻峻施，以伤元气。宁扶脾胃正气，待其自化。"

参考文献

田代华，整理.黄帝内经·素问 [M].北京：人民卫生出版社，2005.

徐春圃.古今医统大全 [M].北京：中国医药科技出版社，2011.

孙思邈.备急千金要方 [M].天津：天津古籍出版社，2009.

王焘.外台秘要 [M].北京：中国医药科技出版社，2007.

李杲.兰室秘藏 [M].北京：中国医药科技出版社2011.

张介宾.景岳全书 [M].北京：中国中医药出版社，2009.

裘笑梅.裘笑梅妇科临床经验 [M].杭州：浙江科学技术出版社，1982.

张玉珍.中医妇科学 [J].中国民间疗法，2008（12）：55，

唐永忠.中医护理学基础 [J].福建中医学院学报，2007.17（1）：16-17.

刘格，冯晓玲，田明建，等.韩百灵教授治疗慢性盆腔炎经验介绍 [J].新中医，2010，42（10）：136，

宗惠，刘润芬.刘润芬治疗慢性盆腔炎经验 [J].中国医药学报，2003，18（11）：692-693.

王丽云，尤昭玲.尤昭玲教授治疗慢性盆腔炎经验 [J].中外医学研究，2011，9（30）：58-59.

李坤寅，关永格，王慧颖.从橘荔散结丸浅析罗元恺教授

治疗子宫肌瘤经验 [J]. 中医药学刊，2004，22（4）：587-594.

　　史云，蔡平平，邓高丕. 张玉珍教授治疗卵巢早衰经验介绍 [J]. 中国医药科学，2013，（22）：90-91.

　　邹丽. 妇科再造丸（胶囊）联合克林霉素治疗慢性盆腔炎临床观察 [J]. 当代中国医药，2013，8（10）：1438-1439.

附　录

《贵阳市志·工业志(中)》(贵州人民出版社，1992)关于"德昌祥"部分历史资料整理

德昌祥成立于1900年，曾载入《贵阳市志》(照片1，2)。

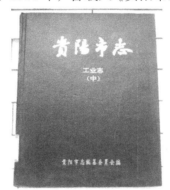

照片1

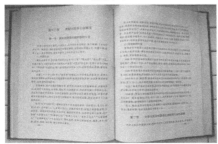

照片2

德昌祥药铺成立于清光绪二十六年（1900年），起初名为"德昌祥参茸燕号"（照片3）

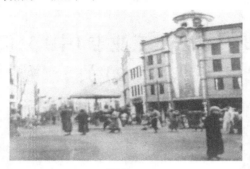

照片3

20世纪30年代，雄踞于贵阳市大十字的德昌祥参茸燕号，是当时贵阳市标志性建筑。

德昌祥创始人、第二代继承人合影（照片4）。

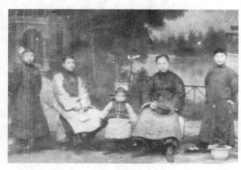

照片4

左起：刘干中、刘绍先、刘家小弟、杨绍周、杨竹屏

　　1938 年，第二代股东在原"德昌祥参茸燕号""德昌祥国药号"基础上创建贵州制药业第一家制药厂——"德昌祥制药厂"，重点生产"妇科再造丸""男用补天素丸"（照片 5）。

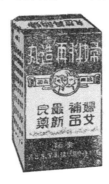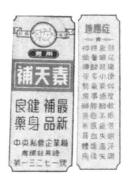

照片 5

妇科再造丸、男用补天素丸部分广告图（照片 6，7）。

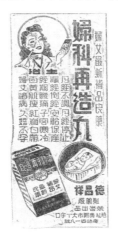

照片 6

刊于 1948 年 5 月 23 日《中央日报》头版

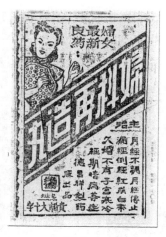

照片 7

刊于 1948 年 3 月 23 日《贵州日报》头版

1947 年，德昌祥当家产品妇科再造丸与华茅、王茅、赖茅（均为贵州茅台酒原名称）等同时出现在当时的权威媒体上（照片 8）。

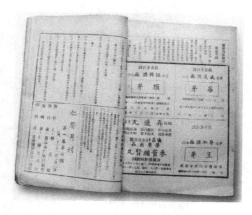

照片 8

妇科再造丸、男用补天素丸秘方提供者，贵州四大名医之一，贵州中医药研究所创始人、首任所长，曾任贵州省卫生厅副厅长的王聘贤（照片9）。

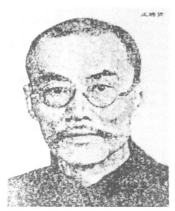

照片9

明代彩绘《补遗雷公炮制便览》湮没400多年之后再度问世，该书归国家所有，曾被贵阳中医学院王聘贤老珍藏。王老在20世纪30年代不惜四处筹措资金，重金购得此书。后历经兵燹，父子二人舍命护书，将该书保留至今。1965年王老临终前，谆谆嘱咐后人要将此书捐献给国家。王老后人忠实地执行了遗嘱，及时将《补遗雷公炮制便览》无偿捐献给了卫生部。

国家文物鉴定委员会委员、国家图书馆文献学首席专家李致忠先生称此书"绝无仅有，传世孤罕，弥足珍贵"。沉寂了400余年的中医国宝终于重新问世，并将为当代中医药的研究发展发挥积极的作用（照片10）。

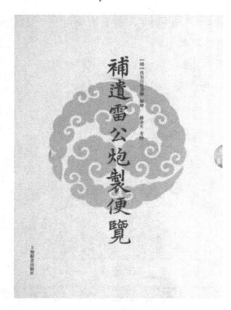

照片 10

德昌祥制药厂当时申请注册商标（照片 11，12。）

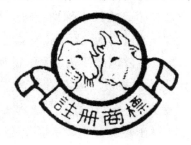

照片 11

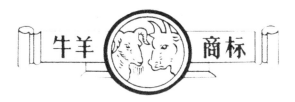

照片 12

妇科再造丸的包装演变（照片 13）

照片 13